PARIS

ET

MONTPELLIER.

DE L'IMPRIMERIE DE DOUBLET.

PARIS

ET

MONTPELLIER,

OU

TABLEAU DE LA MÉDECINE

DANS CES DEUX ÉCOLES;

PAR JOHN CROSS.

TRADUIT DE L'ANGLAIS

PAR ELIE REVEL, DOCTEUR-MÉDECIN.

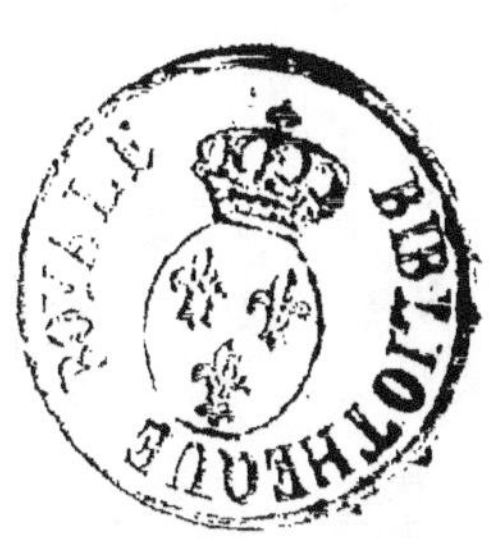

We hope there's something that may please each taste;
And tho' of homely fare we make the feast,
Yet you will find variety at least.
There's humour which for cheerful friends we got,
And for the thinking party there's a plot.
We've something too, to gratify ill-nature
(if there be any), and that is satyre.

WILL. CONGREVE. *Love for Love*, prol.

A PARIS,

CHEZ { PLANCHER, ÉDITEUR, RUE POUPÉE, N°. 7;
J. B. BAILLÈRE, LIBRAIRE, RUE DE L'ÉCOLE
DE MÉDECINE, N°. 16.

A MONTPELLIER,

CHEZ SEVALLE ET GABON, LIBRAIRES.

1820.

PRÉFACE
DU TRADUCTEUR.

—

Nous sommes inondés de traductions ; depuis quelque temps les *penseurs* de la Grande-Bretagne semblent nous disputer le droit de faire gémir les presses de notre capitale. Il existe à Paris une armée d'anglomanes qui lisent le Journal de la librairie anglaise avec plus de zèle et d'exactitude que les auteurs du Morning-Chronicle ou du Times n'en mettent à parcourir dans nos journaux les anecdotes scandaleuses et les séances de la Chambre des députés. Il n'est de mince brochure ou de volumineux in-octavo qu'on ne se hâte de traduire peu de jours après qu'ils ont paru à Londres ou à Edimbourg : ouvrages de politique et romans, poëmes et livres de science, tout est bon pour exercer la plume infatigable de nos traducteurs. Cependant le commerce des livres languit comme toutes les branches de l'industrie française, et les libraires ne sont prodigues de leur argent que lorsqu'ils achètent les manuscrits d'un auteur dont la haute réputation leur garantit d'avance des bénéfices.

Voilà des faits certains et qui pourtant semblent contradictoires. Si, pour les expliquer, mon lecteur veut réfléchir un moment aux motifs qui décident les hommes à écrire, il arrivera à cette conclusion : que la jeunesse d'aujourd'hui (les traducteurs sont tous des jeunes gens) est devenue tout-à-coup, ou bien désintéressée, ou très passionnée pour la gloire..... Que nous serions heureux de pouvoir proclamer cette assertion comme une vérité incontestable ! Avec quel plaisir les partisans du perfectionnement illimité de l'esprit humain l'opposeraient aux récriminations et aux boutades des *laudatores temporis acti !* Mais, hélas! il est encore parmi nous des hommes qui se laissent guider par l'amour de l'or, et qui, trafiquant de la pensée comme d'une vile matière, imitent l'industrie du marchand qui va chercher sur des rivages lointains une denrée qu'il revendra chèrement dans son pays natal..... Je ne dois pas me laisser emporter par mon indignation ; le public ne me connaît pas encore : il pourrait m'accuser de crier au voleur pour m'échapper plus sûrement à la faveur du désordre. Des déclamations ne ramèneront point dans le sentier de l'honneur ces ames dont je déplore l'égarement ; d'ailleurs j'ai blâmé le scandale avant de l'avoir signalé : poursuivons l'exposé des faits, et faisons grâce des commentaires.

Les libraires sont les premiers coupables :

quand on vient leur présenter la traduction
d'un livre de science, d'un ouvrage de médecine par exemple, ils commencent par répondre
que leurs occupations ne leur permettent pas
d'entreprendre une autre publication. Si l'on
insiste; si on leur laisse entrevoir qu'on leur en
fera bon marché; que même, comme on n'aspire qu'à la gloire, ils pourront payer l'auteur
avec 25 exemplaires, ils vous font laisser le manuscrit et se chargent de l'imprimer, pourvu que
vous vouliez en corriger les épreuves. Mais avec
les traducteurs de romans, de livres de politique,
etc., ils parlent tout de suite d'un marché, de réglemens, de sommes, et des conditions d'une seconde
édition. Cela se conçoit : le débit de ces sortes d'ouvrages est beaucoup plus facile que celui des livres
de médecine; tout le monde veut les lire; et dans un
temps où nous semblons avoir pris à tâche de
copier les institutions britanniques, les écrits
de publicistes d'Angleterre sont aussi recherchés
que les romans de Walter-Scott ou les poëmes
de lord Byron. Voilà quels sont les traducteurs qui ne travaillent que par intérêt. Quoiqu'ils n'aient pas toujours gardé l'anonyme,
il est impossible de croire qu'un peu d'ambition
se soit mêlée au motif principal qui guidait leur
plume : s'ils ont aspiré à la gloire, la médiocrité
des efforts qu'ils ont faits pour l'atteindre prouve
bien qu'ils la regardaient comme un pis-aller.

De pareils hommes feront la honte de notre âge. Mais si le système de M. Azaïs arrive à la postérité, ne trouvera-t-elle pas une bien douce compensation à considérer la noblesse des sentimens qui ont toujours dirigé cette autre classe de traducteurs dans laquelle je viens me placer aujourd'hui? Qu'il me soit permis de le dire au nom de mes confrères : si nous avons pâli sur des livres de médecine anglaise; si nous avons long-temps feuilleté un dictionnaire; si même nous sommes allés passer trois semaines à Londres, ce n'a pas été dans l'espoir de vendre un jour les ouvrages que nous pourrions traduire. En faisant connaître à nos compatriotes les opinions de nos voisins, les découvertes qu'ils font, les perfectionnemens et les révolutions de leur médecine, notre unique but fut toujours le bien de l'humanité et l'avantage des médecins français; la pureté des motifs qui nous ont guidés dans nos entreprises peut faire excuser tous les moyens que nous avons pris pour les accomplir.

Plusieurs de mes confrères ne se dissimulent pas que l'opinion publique les a jugés défavorablement; mais les hommes portent quelquefois des jugemens précipités, et se décident d'après des apparences trompeuses. Au lieu de louer un traducteur du soin qu'il aura mis à commenter les passages obscurs de son livre; au lieu de rendre hommage au zèle et au patriotisme qu'il montre en cherchant à les expliquer par des citations des ouvrages français, on ose l'accuser d'avoir fait du texte une base de critique en le surchargeant de notes inutiles. S'il a fait une préface pour exposer les raisons qui l'ont décidé à traduire, pour hasarder quelques mots sur les opinions que l'on a en France sur la partie dont il traite, on dira qu'il n'a pas su quitter la route commune. Mais si par malheur il a ajouté à la préface un discours préliminaire ou une analyse de l'ouvrage, c'en est fait, on ne peut plus se méprendre sur ses intentions : il a voulu se servir d'un nom recommandable pour faire passer quelques idées nouvelles, quelques paradoxes ; et enfin, pour tout dire, il a cherché à étouffer l'auteur, et garder pour lui seul une réputation à laquelle le traducteur n'a pas même le droit de s'associer. A l'appui d'une assertion aussi étrange, la malveillance fait remarquer qu'on a eu soin d'imprimer une lettre dans laquelle l'auteur avoue la force des objections qu'on a portées à sa doctrine. Il n'est pas jusqu'au titre du livre qui ne fournisse matière à gloser ; le nom du traducteur est écrit en gros caractères, tandis que celui de l'auteur est imperceptible. Eh ! sommes-nous donc responsables des caprices des imprimeurs ? ne nous est-il pas permis de rendre un hommage public à des hommes que nous estimons, en publiant les réponses qu'ils nous ont faites quand nous leur avons demandé quelques éclaircissemens? La malveillance est un terrible inquisiteur; si nous ne pouvons échapper à son courroux qu'en lui offrant d'autres victimes, qu'elle sévisse contre ces mercenaires que nous avons dénoncés à l'indignation du public.... Mais nous, grand Dieu! nous qui avons employé notre temps et nos peines à poursuivre une chimère; nous qui n'avons pas retiré de la vente de notre manuscrit de quoi payer le papier que nous griffonâmes pour apprendre l'anglais, ce serait donc ainsi qu'on récompenserait notre sollicitude pour les progrès de la médecine française!

En prouvant combien étaient peu fondées toutes les inculpations qu'on porte contre les traducteurs d'ouvrages de médecine, j'ai suffisamment expliqué pourquoi mes confrères n'ont pas cru devoir y répondre. Cependant, comme le public prend souvent le silence pour un aveu de la faute qu'il a reprochée, je dois l'informer que j'ai été nommé d'office par les docteurs Emphysème et Darène, secrétaires des médecins traducteurs, pour être l'avocat de la corporation. Maintenant que j'ai fait valoir en leur faveur les raisons qu'ils m'avaient suggérées eux-mêmes, et auxquelles, je l'avoue, ma conscience ne saurait ajouter rien de plus péremptoire, j'ai cru ne pouvoir mieux faire, pour montrer combien je suis convaincu de la bonté de leur cause, que de m'y associer moi-même en modelant mon livre sur ceux qu'ils ont publiés. Ainsi donc j'enrichirai le texte de plusieurs notes intéressantes : l'on voit que j'ai déjà hasardé quelques mots de préface ; et pour la rendre complète, je vais la terminer en portant un jugement impartial sur l'ouvrage que j'ai traduit.

Selon toute apparence, l'auteur n'a resté en France que trois ans ; car il n'y peut être venu que vers le milieu de l'an 1814, et son livre a été imprimé à Londres au commencement de 1818. On pense bien qu'un séjour d'aussi courte durée n'aura pas été suffisant pour le débarrasser des préventions nationales avec lesquelles les Anglais voyagent toujours dans notre pays. Néanmoins son livre est plein d'observations d'une exactitude minutieuse ; et dans le nombre des jugemens qu'il a portés sur nos médecins et sur notre médecine, il en est plusieurs qui sont frappans de vérité et d'impartialité.

Quoiqu'il ait visité l'école de Montpellier avant celle de Paris, il a cru devoir commencer par la description de cette dernière. En reconnaissant la supériorité de fait qu'elle a sur le Ludovicée par la multiplicité des établissemens qu'elle possède, et par le plus grand nombre de ses élèves, il a hautement proclamé les droits

que celui-ci avait à la sollicitude du gouvernement, soit par sa vieille réputation de gloire,
soit par le mérite de ses professeurs actuels. Il
s'indigne de la préférence que l'on a aujourd'hui
pour la faculté de Paris, à l'exclusion de toutes
les autres. Que dirait-il s'il savait par quelles mi-
sérables intrigues une poignée d'hommes obscurs
cherchent à perdre une école dont ils jalousent la
gloire? Qu'aurait-il dit s'il avait été à Montpellier
au moment où un émissaire de la commission d'instruction publique, poussé par son zèle pour la
faculté de Paris dont il est professeur, et armé d'un
pouvoir discrétionnaire, est allé porter la désola-
tion et la mort dans une école qu'il devait *réor-
ganiser?* Le Ludovicée a perdu la moitié de ses
élèves; un professeur respectable a été obligé
de se démettre du décanat : et pour comble
d'outrages, en destituant un autre professeur
non moins respectable, on ose faire planer
sur sa tête les soupçons les plus odieux..... Ses
collègues ont protesté contre une destitution
illégale; les élèves ont voulu éterniser par le
bronze leurs regrets pour leur maître, et leur
mépris pour ses lâches calomniateurs..... Inutiles
efforts! les ennemis de M. Prunelle, désespérés
de ne pouvoir attaquer son honneur, se sont
hâtés de rendre irréparable le tort qu'ils ont
fait à sa fortune : ils l'ont fait remplacer. Ah!
si l'auteur avait eu à signaler de pareils abus,

pourrions-nous le blâmer d'avoir laissé éclater son indignation contre certains Français, et d'avoir abandonné le style simple et narratif des sciences, pour s'élever aux plus fougueuses déclamations de Burcke et de Stanhope !

M. Cross a suivi une marche uniforme pour exposer la doctrine des deux écoles. Il commence toujours par s'occuper de la physiologie et de la pathologie. En effet ces deux sciences renfermant, pour ainsi dire, toute la médecine, on est certain d'avoir exprimé fidèlement les opinions médicales d'une école, en décrivant exactement l'état dans lequel on les y aura trouvées. Pour tous les autres sujets qu'il a traités, comme par exemple la description des établissemens que les écoles possèdent; pour les jugemens à porter sur les professeurs qui y font des cours; pour les sciences accessoires à la médecine, on peut regarder son livre comme le journal d'un voyage; par conséquent on n'y doit chercher d'autre plan que celui qui était indiqué d'avance par la disposition des objets qu'il voulait connaître. Afin de remédier à la sécheresse inséparable d'une pareille méthode, il a eu recours à l'artifice que l'on emploie toujours pour rendre agréable le récit d'un voyage : il a semé les siens d'une foule de réflexions; il s'est élevé à des considérations générales; il a débité quelques anecdotes que nous pouvons croire véritables; en un mot il a cherché à imiter la manière et le style du *Sentimental Journey*, ce livre qui a eu tant d'imitateurs parmi les voyageurs de toutes les nations, et que l'on peut encore aujourd'hui proclamer inimitable. Pour du sentiment, il ne devait pas en être question dans un ouvrage de médecine; cependant il en parle une fois ou deux; c'est moins encore qu'il n'y en a dans le livre de Sterne. Sa métaphysique est un peu obscure, quoique par fois elle soit assez ingénieuse; ses observations sont trop nombreuses pour qu'il ne s'en trouve pas dans la quantité quelques unes d'assez piquantes; ses épigrammes sont souvent plus que de la malice: il a quelquefois de l'esprit, mais souvent il veut en faire; enfin il a une prédilection marquée pour les comparaisons tirées de la politique. L'on peut juger déjà que, sans avoir aucune des beautés supérieures du modèle, il en aura outré tous les défauts. Quant à ses opinions médicales, il m'a semblé qu'elles étaient mobiles selon les circonstances, à-peu-près comme la conscience politique de ses compatriotes.

PARIS ET MONTPELLIER,

OU

TABLEAU DE LA MÉDECINE

DANS CES DEUX ÉCOLES.

L'ÉCOLE DE PARIS.

Il existait jadis en France dix-huit ou vingt facultés de médecine qui recevaient chaque année un certain nombre de docteurs; mais celles de Montpellier et de Paris avaient sur toutes une prééminence marquée, par le talent des professeurs, le concours plus grand des élèves, et la dignité des examens.

La plupart des universités secondaires, semblables à quelques unes de nos universités d'Écosse, conféraient, avec une facilité scandaleuse, les grades et les droits de médecin aux candidats les plus ignorans; et dédaignant même de les soumettre à d'inutiles épreuves, elles vendaient quelquefois à des absens le beau titre de docteur, et leur envoyaient par la poste leurs lettres d'admission.

Les mêmes abus, plus d'arbitraire encore, et moins de sévérité, présidaient aux réceptions des chirurgiens, excepté dans Paris et deux ou trois autres grandes villes.

Déjà, cependant, la chirurgie française se montrait la digne rivale de la médecine, avec laquelle elle ne devait bientôt former qu'une même science.

L'Académie de chirurgie, créée par La Peyronie et Mareschal, se glorifiait des travaux utiles de ses membres, et comptait parmi eux des savans illustres que notre chirurgie anglaise n'eût pas désavoués.

La révolution vint enfin dissoudre toutes les compagnies savantes, et supprimer les universités.

L'anarchie la plus complète prit la place de l'ancienne organisation: ceux qui avaient étudié leur art, confondus avec ceux qui n'en avaient pas la moindre notion, obtinrent également des patentes. Aucune preuve de savoir et d'habileté ne fut plus exigée. Les charlatans parcoururent impunément les villes et les campagnes, distribuant avec effronterie leurs drogues funestes.

Plusieurs médecins distingués, jaloux de l'honneur de leur état, conçurent le projet de tirer l'art de guérir de l'abandon déplorable dans lequel il languissait, et de lui rendre son ancienne splendeur. Ce fut à leur sollicitation que, l'an III de la république, la Convention nationale rendit un décret pour créer trois écoles de santé, l'une à Paris, l'autre à Montpellier, et la troisième à Strasbourg.

Dans la nouvelle organisation fut exécuté le projet de Fourcroy, de réunir les deux branches de l'art dans l'enseignement.

L'école de santé de Paris fut établie dans le bel édifice qu'occupait jadis l'académie de chirurgie.

Le couvent des Cordeliers, fameux par les séances qu'y avaient tenues les Jacobins, fut converti en un hôpital (l'hospice de perfectionnement), destiné à recevoir les malades qui présenteraient des cas extraordinaires. C'était là aussi qu'on se proposait de faire l'expérience de tous les nouveaux modes de traitement qui promettraient de faire faire des progrès à la thérapeuthique. On ordonna la construction de plusieurs salles de dissection, à chacune desquelles fut attaché un prosecteur pour diriger les élèves, et leur répéter les leçons des professeurs. Sur la réquisition de ces derniers, les hôpitaux devaient fournir un nombre de cadavres désignés pour les cours d'anatomie. Je remarquerai, en passant, qu'un article des nouveaux réglemens prescrivait aux docteurs de faire leurs ordonnances en français, et que c'est aujourd'hui l'usage presque général des médecins de France de les écrire en leur langue, et non en latin, comme on le fait en Angleterre.

Le décret de la Convention nationale nommait pour l'école de Paris douze professeurs ayant chacun leur suppléant, un directeur, un inspecteur, un démonstrateur en chef, un conservateur du musée, un dessinateur-peintre, un mouleur en cire, etc., etc.

L'année scolaire-médicale fut partagée en deux semestres.

Le but principal du gouvernement, en établissant les trois écoles de santé, était l'éducation médicale des étudians de la nation, appelés les *élèves de la Patrie ;* chaque département envoyait dans ces écoles un nombre fixé de jeunes gens depuis l'âge de dix-sept jusqu'à celui de vingt-six ans, pour y recevoir le bienfait d'une instruction gratuite. Il y en avait trois cents dans l'école de Paris ; on les divisait en trois classes, d'après le degré de leur avancement.

Pour s'assurer de l'assiduité des étudians nationaux, chaque professeur avait ordre d'en faire l'appel nominal deux fois par décade, et ceux qui se trouvaient absents trois fois sur dix étaient dénoncés à la commission d'instruction publique.

Pour constater leurs progrès, on assemblait à la fin de chaque cours tous ceux qui l'avaient suivi. Trois questions leur étaient proposées, et le professeur exigeait la réponse par écrit, qui devait être terminée dans une heure et demie, et sur laquelle il jugeait de l'instruction qu'ils avaient acquise.

Mais il y avait encore chaque année un examen général de tous les élèves ; des prix étaient distribués aux plus dignes, et ceux dont les professeurs n'étaient pas satisfaits étaient renvoyés chez eux pour faire place à d'autres.

L'Europe s'était coalisée pour la destruction de la

France. Quatorze armées couvrirent ses frontières pour défendre l'indépendance nationale, et bientôt, hélas !.... pour continuer la guerre avec des projets d'envahissement. Les besoins des blessés se multipliaient tous les jours; les médecins, les chirurgiens, les pharmaciens, étaient appelés par la loi pour leur donner leurs soins. Le gouvernement devait donc naturellement s'occuper de l'instruction de la jeunesse, qui irait un jour remplacer ceux que l'âge ou les malheurs de la guerre enlevaient peu à peu au service de santé militaire. Un réglement du 26 prairial décida que le Val-de-Grâce à Paris, les hôpitaux de Metz, de Lille, de Strasbourg et de Toulon, deviendraient des hôpitaux d'instruction; des professeurs y furent attachés, et la matière des cours y fut réglée à-peu-près comme dans les écoles de santé.

L'institution des élèves de la patrie me paroît une idée digne d'une bonne république. L'émulation si naturelle chez les jeunes gens était encore excitée ici par les grands prix donnés au concours; le titre d'*élèves de la patrie* devait rendre fiers ceux qui le portaient, en leur rappelant en même temps leurs devoirs *de citoyens*.

Aucun collége, aucune école n'existait pour conférer le grade de docteur; et il était nécessaire, pour acquérir le droit d'exercer la médecine, d'avoir été d'abord élève de la patrie; mais jamais les cours, jamais les hôpitaux ne cessèrent d'être ouverts à quiconque désirait s'initier dans les secrets de la science.

Le gouvernement résolut de se rapprocher davantage des institutions anciennes, et de rendre à l'université son lustre et sa dignité.

Les trois écoles de santé furent maintenues par un décret du 19 ventose an XI (1803), qui ordonnait en même temps l'organisation de trois nouvelles écoles que l'immense population et le territoire ajouté à l'empire français rendaient nécessaires. Les examens, les réceptions d'autrefois furent rétablis avec des modifications et d'après les règles qu'on suit encore aujourd'hui.

Depuis on ne peut aspirer au titre de docteur et au droit d'exercer la médecine et la chirurgie, qu'après avoir étudié quatre années dans une faculté, et satisfait aux frais d'inscription et d'examen.

Cependant on supposa que des médecins revêtus du titre de docteur n'iraient point exercer leur art dans de petites villes ni dans des villages; fallait-il abandonner les habitans des campagnes à des hommes capables de compromettre la santé de leurs concitoyens par un empyrisme meurtrier? D'un autre côté un homme peu fortuné qui se sentait une vocation décidée pour la médecine pouvait-il acquitter les frais d'études, d'examen et de réception dans une université? Il fut donc établi dans le chef-lieu de chaque département un jury médical devant lequel pouvaient se présenter ceux qui, après six ans d'assiduité auprès d'un docteur ou cinq années de résidence dans un hôpital, avaient acquis assez de connaissances pratiques pour prétendre exercer la chirurgie avec le titre d'officier de santé. Ce titre ne coûte pas plus de deux cents francs. Un officier de santé ne peut pratiquer qu'avec certaines restrictions; il est obligé d'être assisté d'un docteur pour faire une opération importante. Mais c'est ici que les abus les plus crians se sont glissés peu à peu. Les officiers de santé envahissent tous les jours le domaine des médecins. Les diplômes ne sont d'aucun poids aux yeux du vulgaire; le charlatan accapare toute la confiance, et rit également des parchemins et du savoir modeste.

Avec le grand nombre de médecins dont la France est peuplée, doit-on s'étonner que tant de réclamations aient été adressées au gouvernement contre une institution aussi nuisible qu'inutile ?

Cours de l'Ecole; Ecole pratique; Concours.

Ce n'est qu'après un long séjour en France qu'un étranger peut apprécier l'excellence de la méthode avec laquelle on y fait tous les cours publics. Un Anglais ou un Allemand, bien familiarisé avec la langue française, se récriera d'abord sur la légèreté et la manière superficielle avec laquelle on traite quelques matières dans les académies. Cependant, après un mur examen il trouvera qu'il apprend mieux en France qu'en Angleterre, ou en Allemagne. En effet, un professeur français, qui fait un cours quelconque, pense moins à composer un traité *ex professo* sur l'objet qu'il doit enseigner, qu'à apprendre aux élèves le moyen d'étudier avec fruit, et par eux-mêmes, les ouvrages qui traitent de cet objet. Son devoir est plutôt d'analyser la masse des faits que la science possède et de montrer l'esprit dans lequel il faut les envisager, que de donner une opinion toute faite pour que l'élève l'adopte sur la foi de son maître.

En France un cours public est une analyse critique : aussi le professeur passe légèrement sur les dogmes de la science qui sont généralement connus et adoptés ; mais il insiste beaucoup sur les points qui ont besoin d'être combattus ou changés, perfectionnés ou éclaircis. Cette méthode, et peut-être même une heureuse facilité que les Français possèdent par dessus toutes les nations, leur permet de professer sans brevet, ou du moins de ne s'aider que de quelques notes. En parlant d'abondance, le professeur peut mieux conserver le ton de la conversation, si propre à instruire sans fatiguer l'esprit. Dans toutes les universités d'Angleterre, les maîtres lisent devant les élèves des leçons écrites, comme l'indique le nom anglais par lequel nous désignons les cours académiques (*lectures*). La rédaction la moins soignée peut toujours présenter une pensée d'une manière plus concise que l'improvisation. Il est d'ailleurs si difficile

de trouver un bon lecteur, que l'on se persuadera
sans peine qu'après une heure de séance, un professeur lisant dans son cahier doit avoir lassé l'attention
de son auditoire sans remplir en tout point le but
qu'il se proposait.

Ce que je viens de dire nous explique pourquoi
l'on voit en France si peu de livres publiés sous le
titre de cours, et pourquoi tant d'ouvrages portent
ce nom dans les autres pays. Un livre formé de
notes prises à un cours académique en France serait
un ouvrage bien incomplet et peut-être même d'un
plan défectueux ; mais, hors de la France, la plupart
de ceux qu'on publie ne sont autre chose que des
cours imprimés.

Toutefois il ne faudrait pas croire que ces observations ne souffrent aucune exception dans toutes
les académies : j'en ai rencontré plusieurs ; mais elles
confirment la règle générale. A Paris il y a quelques
professeurs qui se servent de brevet pour faire leurs
leçons. Je n'examinerai pas ici les motifs de cette conduite ; toujours est-il certain que les professeurs-
lecteurs ont un auditoire beaucoup moins nombreux
que celui des professeurs qui parlent d'abondance.

De quelque manière qu'une leçon soit faite, on
peut diviser en trois classes les personnes qui forment l'auditoire : la première et la moins nombreuse comprend celles qui, sans prétendre à aucun titre qui les autorise à exercer la médecine,
sont attirées à l'école par la seule curiosité, par le

désir de posséder une teinte générale des connaissances nécessaires au médecin, ou bien par l'intention d'étudier quelques unes des branches de la science médicale ; la deuxième classe forme la presque totalité des auditeurs : elle se compose des élèves qui aspirent au doctorat, et qui s'inscrivent tous les trois mois sur les registres de la faculté; enfin, la troisième et dernière se compose des élèves de l'école pratique.

Ceux de mes lecteurs qui ont déjà visité Paris savent ce que c'est que l'école pratique ; mais comme beaucoup d'autres l'ignorent encore, je me crois obligé de donner quelques détails sur cette institution utile, et qui n'a point d'analogue en Angleterre.

Il y a dans l'école de Paris un concours annuel, destiné à nommer un certain nombre d'étudians aux places d'élèves internes ou externes dans tous les hôpitaux civils, de préparateurs de chimie, et d'élèves d'anatomie et de chirurgie pratique.

Outre la facilité qu'elles donnent pour l'instruction, ces places sont accompagnées de quelques avantages, tels que la table et le logement pour les élèves internes des hôpitaux, un traitement pécuniaire pour ceux-ci et pour les préparateurs de chimie; pour les élèves d'anatomie et de chirurgie pratique, la faculté d'avoir gratis des cadavres pour l'étude de l'anatomie et la manœuvre des opérations. A la fin de l'année tous sont admis à un concours pour des prix qui se distribuent à l'ouverture de l'année classique suivante. Les prix consistent en livres et en médailles d'argent; leur fondation est due à deux professeurs de la faculté de Paris. L'un d'eux, après avoir répandu sur l'enseignement de la physiologie tous les charmes d'une instruction brillante et d'un esprit ingénieux, quitta la carrière des sciences pour de hautes fonctions politiques. Si quelques opinions de Cabanis ont flétri sa mémoire du reproche de matérialisme, sa vie toute entière prouve, comme celle d'Epicure, que la vertu peut s'allier avec les principes qu'on en croirait les plus éloignés. L'autre fondateur des prix annuels vit encore: mais un âge avancé, des infirmités nombreuses, empêchent M. Corvisart de continuer des leçons auxquelles se sont formés tant de maîtres.

C'est une chose vraiment digne d'admiration que le spectacle d'un concours ! les épreuves sont assez nombreuses, assez variées, pour que la justice puisse être infaillible en désignant parmi les concurrens celui qui a mérité le prix. Pour l'école pratique comme pour les prix annuels, les élèves tirent au sort des questions sur lesquelles ils doivent répondre de suite et verbalement, ou dans un temps fixe et par écrit; la préparation de quelques pièces d'anatomie complète ordinairement les épreuves pour la réception à l'école pratique. Mais c'était dans un concours pour une chaire de professeur que la beauté de cette institution brillait de tout son éclat. A part les questions sur lesquelles les candidats

étaient obligés de faire des leçons, et celles qu'ils devaient traiter par écrit, il y avait des épreuves pratiques quand la nature des chaires le comportait;
ainsi par exemple, pour la chaire de clinique, les
candidats devaient soigner des malades dans les hôpitaux de l'école, rendre un compte journalier de la
maladie, de ses progrès, et des motifs qui les gui-
daient dans le traitement; pour les chaires de pathologie chirurgicale, il fallait manœuvrer sur le cadavre les grandes opérations. Le concours se ter-
minait par la publication d'une thèse; chaque candidat
était obligé de soutenir la sienne contre les argumens
portés par tous les autres. Déjà les juges étaient suffisamment éclairés sur leur mérite respectif : cette
nouvelle épreuve portait la conviction, et le vainqueur
devait être proclamé immédiatement après les débats
de la dernière thèse. Il était impossible que le jugement fût injuste; la lutte avait été publique; l'auditoire avait jugé d'avance, et les juges auraient trop
redouté le scandale d'un appel à son opinion.

Elle n'existe plus cette institution précieuse! Le
concours est aboli ; plusieurs places vacantes ont
déjà été remplies par de simples nominations. Devait-
on croire que le gouvernement actuel renouvele-
rait une mesure successivement adoptée et révo-
quée par tous les gouvernemens de la révolution (1)?

---

(1) On avait cru d'abord que la commission d'instruction publique n'avait fait cet acte arbitraire que pour *assurer* contre les

Jusques à quand des motifs d'intérêt personnel feront-ils négliger l'intérêt général ? La France est en paix, et des lois de circonstances y sont encore en vigueur ! Pourtant elle ne peut être éloignée cette époque où les facultés de médecine seront appelées à jouir de nouveau du bénéfice du concours. On l'a maintenu dans les écoles de droit; et si son abrogation dure encore dans les autres, c'est que des hommes poussent quelquefois l'aveuglement jusqu'à croire que de nouvelles fautes peuvent réparer la première !

---

hasards du concours un homme qui était le frère de son président, et qui, s'il faut en croire les bruits publics, a fait son éducation médicale dans les magasins d'une administration de vivres et fourrages. Soit que l'on veuille encore placer des frères, oncles, neveux ou cousins, ou qu'après quatre ans l'esprit de parti ait encore des services à récompenser, la mesure générale a survécu au premier motif qui l'avait provoquée, et elle dure encore, quoique la retraite de M. Royer-Collard ait fait devenir M. Cuvier président *par intérim* d'une commission *provisoire*. Au milieu des actes de ce directoire tout à-la-fois exécutif et législatif, on ne sait ce qu'il faut le plus admirer, ou de la sollicitude avec laquelle il cherche à trouver des places pour ses créatures, en destituant les professeurs, en les obligeant, à force de mauvais procédés, à donner leur démission, et même à vendre leurs chaires, ou bien de l'impertubable sang-froid et du discernement avec lesquels il nomme aux chaires vacantes les hommes qui sont les plus incapables de les remplir. D'après ces motifs, on peut bien dire que, sauf une ou deux exceptions, chacune des faveurs de la commission provisoire a été une double injustice.

(*Le Traducteur.*)

L'Anatomie de Paris.

MALGRÉ les déclamations de quelques esprits gothiques, osons nous féliciter de n'être pas nés dans ces siècles d'ignorance où les préjugés entravaient la marche des sciences. Une superstition commune à presque tous les peuples dénonçait comme impur et sacrilége celui qui portait la main sur les cadavres de ses semblables : aussi l'anatomie a-t-elle resté long-temps dans un état d'enfance. Mais depuis qu'il a été permis d'interroger la nature dans les dépouilles mortelles de l'homme, l'anatomie, élevée au rang de science, a éclairé la médecine par de nombreuses découvertes ; c'est de nos jours surtout que l'étude de l'homme physique, cultivée avec passion par de profonds observateurs, a fait des progrès toujours croissans. L'école de Paris peut se vanter avec justice d'avoir produit le célèbre Bichat, que la mort a enlevé de si bonne heure à son siècle, et qui à l'âge de trente-deux ans joignait déjà l'érudition la plus riche aux vues les plus brillantes. J'aime à croire qu'ils sont bien hasardés les soupçons qui accusent la jalousie de ses rivaux de la mort prématurée de Bichat, comme ceux qui voulurent persuader qu'une basse envie avait signalé Lavoisier aux bourreaux révolutionnaires.

L'Anatomie descriptive, le Traité sur la vie et la

mort, l'Anatomie générale surtout, montrent ce qu'eût pu faire avec le temps l'élève de Dessault. L'anatomie pathologique lui doit ses plus intéressantes découvertes; c'est lui qui a observé le premier que chaque mode de lésion offre toujours des phénomènes semblables dans tous les organes qui appartiennent à un même système, quoique cette idée trop étendue ait été la source de quelques erreurs.

Une particularité curieuse, c'est que Bichat, qui a cherché à prouver que certains organes étaient constamment et parfaitement symétriques, ait eu précisément un des hémisphères du cerveau plus considérable que l'autre d'un neuvième, comme le découvrit l'autopsie de son cadavre.

On peut dire que Bichat a mis l'anatomie à la mode dans la faculté de Paris. La facilité de se procurer des *sujets* à vil prix en entretient sans doute le goût. Disséquer, ouvrir des cadavres, semble être le seul moyen d'apprendre l'art de guérir. On s'accoutume peut-être un peu trop à ne voir dans toutes les maladies que des lésions organiques; on en cherche avidement les traces qu'on peut reconnaître encore après la mort, et l'on oublie qu'il est des limites au-delà desquelles l'anatomie pathologique ne peut rien apprendre. La préférence donnée aux lésions organiques et aux symptômes physiques a influé beaucoup sur la classification des maladies et la détermination de leurs espèces.

Si je voulais comparer l'anatomie de Paris à celle de notre collége de Londres, je dirais, à l'avantage des Français, que rien n'égale le soin qu'ils mettent dans la préparation des cadavres qui doivent servir aux leçons. Leurs dissections sont *propres et élégantes*. Minutieux dans quelques points, jusqu'à fatiguer son auditoire, le professeur, semblable aux traités français écrits sur la matière dont il parle, décrit avec une perfection admirable tout ce qui a rapport à l'ostéologie, à la myologie, à la névrologie, etc., etc.; mais il néglige complètement cette espèce d'anatomie cultivée avec tant de zèle en Angleterre : les Français n'ont sur *l'anatomie chirurgicale* aucun ouvrage original, où se trouve la description pratique des parties intéressées dans les opérations importantes; ils ont bien traduit Scarpa; M. Béclard vient de publier en français le traité de Lawrence sur les hernies; mais Cooper et tant d'autres ne sont connus en France que du petit nombre de ceux qui entendent notre langue.

On peut reprocher aussi aux leçons d'anatomie de l'école de Paris d'être insuffisantes dans la description de la structure intime de nos organes. Mais est-il bien utile, me dira-t-on, de décrire minutieusement l'anatomie devant une assemblée de plus de mille élèves? Il m'a paru singulier d'entendre citer tel traité d'anatomie pour le charme de l'expression ; Vicq-d'Azir et Bichat n'ont jamais cessé d'écrire avec pureté et quelquefois avec éloquence, quelque sujet qu'ils aient traité : le style de ces auteurs anatomistes est comme les fleurs dont les anciens couronnaient les tombeaux. Cependant beaucoup de jeunes gens préfèrent suivre

dans leurs dissections l'ouvrage du professeur Boyer,
qui, sans ornemens étrangers, joint du moins à la clarté
la plus grande exactitude dans les descriptions et les
détails. Ce traité d'anatomie manque totalement de
vues physiologiques et pratiques. Il faut voir avec
quelle attention les élèves de Paris cherchent, d'après
Boyer, la moindre attache d'un muscle, la fibre la plus
mince, le tendon le plus indifférent : semblables à ces
enfans qui s'occupent à réunir tous les morceaux de
carton d'une de ces mappemondes découpées en figures geométriques, selon le modèle qu'ils ont devant
les yeux, sans se soucier beaucoup d'apprendre ce que
contient chaque pièce séparée, et quels sont ses rapports avec les autres.

Au lieu de faire des dissections d'après un livre, ne
devrait-on pas plutôt faire un livre d'après ses propres
dissections ? Ce n'est pas que je prétende que cette
méthode d'étudier l'anatomie soit plus suivie à Paris
qu'ailleurs. Chez nous aussi ces arides systèmes, qui
ne méritent que l'éloge négatif de ne rien contenir de
faux, sont préférés à ceux qu'enrichissent des observations de pratique et de physiologie; préférence fondée sur la paresse et le mauvais goût, et tendant à
éloigner les élèves d'une science d'une utilité si généralement reconnue. Rien de plus rebutant que de considérer cette base de toutes les connaissances médicales comme une science purement mécanique ; l'a-
natomie, la physiologie et la pathologie doivent être
étudiées collectivement pour mieux comprendre le

but de la première, la rendre plus intéressante et plus profitable ; enfin pour la graver dans la mémoire.

Les démonstrations deviennent alors l'espèce de leçon la plus utile ; et celui qui les fait avec discernement n'a guère moins de mérite que le professeur dont il répète la doctrine.

J'ai admiré la facilité de M. Béclard, jadis chef des travaux anatomiques, et qui, aujourd'hui professeur, continue le cours d'anatomie. Je l'ai entendu dans le temps décrire avec une scrupuleuse exactitude tous les muscles de la cuisse et en expliquer les fonctions, mais sans dire un mot de l'aponévrose qui, réunissant toutes les parties molles du membre, détermine en quelque sorte tous les effets de l'action musculaire, et ne doit jamais être perdue de vue dans les maladies des organes qu'elle enveloppe. Elle maintient les chairs et les vaisseaux dans leurs situations respectives: considération bien importante quand il s'agit d'une amputation ou d'un anévrisme.

Les salles de dissection de l'école de médecine sont situées derrière l'hospice de perfectionnement ; elles furent bâties peu de temps après l'institution de l'école de santé : et de tous les édifices destinés aux mêmes usages, je n'en connais aucun qui remplisse mieux le but pour lequel il a été fondé.

Ce sont six bâtimens de la même étendue, détachés les uns des autres ; chacun se compose d'une seule salle assez large pour contenir à peu près vingt tables de dissection.

Le chef des travaux anatomiques est à la tête de cet établissement; les cadavres sont livrés par les hôpitaux sur son mandat ou sur celui des professeurs. On élit parmi les élèves de l'école pratique des *prosecteurs* et des *aides-anatomistes* pour présider aux travaux de leurs condisciples, injecter les sujets et préparer les leçons.

J'ai déjà observé que les élèves de l'école pratique dissèquent sans qu'il leur en coûte rien; ils ont aussi le privilège de choisir les *sujets*. Quant aux élèves qui se contentent de prendre leurs inscriptions pour parvenir au grade de docteur, ils ne sont point forcés de disséquer; et s'ils le font, c'est volontairement et pour se préparer à leurs examens. Au reste, il leur en coûte peu d'argent pour obtenir des cadavres quand les hôpitaux en fournissent suffisamment.

Pour ce qui regarde les élèves de l'école pratique, il faut dire que, par la négligence que l'on met à faire observer les réglemens, ils n'ont personne pour les diriger. Les sujets sont trop abondans et peut-être à trop vil prix; la plupart sont plutôt déchiquetés que disséqués; et pour ce qui est de l'anatomie pathologique, on se borne trop souvent à un examen superficiel des principaux viscères, sans explorer, comme le voudrait M. Broussais, chaque tunique et chaque point de ce tube digestif, dont les altérations jouent un si grand rôle dans la nouvelle doctrine.

Outre les salles de dissection de l'école de médecine, il en est encore d'immenses situées derrière *la Pitié*,

espèce de succursale de l'Hôtel-Dieu, destinée à recevoir les malades atteints d'affections chroniques, et les
convalescens.

Trois vastes salles contiennent à peu près quatre-
vingt-dix tables, et dans toutes on trouve un squelette
articulé. Dans une espèce de cabinet contigu à châ-
cune de ces salles, se tient un élève plus avancé que les
autres, et auquel ils peuvent s'adresser si quelque difficulté les embarrasse. Rien de mieux entendu que
toute cette institution : aussi doit-on regretter que la
plupart des réglemens soient si mal observés.

Lorsque je visitai la Pitié, il y avait dans la première salle des amphithéâtres vingt-trois cadavres et
soixante-et-douze étudians occupés à disséquer. Tous
les corps des malades qui meurent à l'Hôtel-Dieu y sont
transportés. La destination primitive de cet établissement était d'être consacré aux seuls élèves de l'école
pratique ; mais le nombre des *sujets* va bien au-delà
de leurs besoins, et l'on admet tout le monde indifféremment aux dissections, moyennant cinq ou six
schellings par cadavre.

Malgré la situation peu favorable des amphithéâtres
de la Pitié, et leur éloignement de l'université et des
hôpitaux habituellement fréquentés, plus de quatre
cents étudians s'y rassemblent tous les hivers.

Je m'attendais, en voyant tant de zèle à Paris pour
l'anatomie, à trouver le musée (1) de l'école de méde-

____

(1) Il serait trop long de relever ici toutes les erreurs de l'auteur ; il suffit d'avoir visité le musée de l'école pour se convaincre
qu'il a mal vu, ou qu'il a pris plaisir à accréditer des mensonges.

cine plus riche que ceux de Londres, en préparations anatomiques. J'admirai d'abord la collection des squelettes rangés dans un ordre parfait. Les préparations sèches, celle des gros vaisseaux, ne laissent rien à désirer. Il y a aussi deux grands troncs du système lymphatique parfaitement injectés, et quelques dissections des nerfs du cou, du thorax et de l'abdomen conservées dans l'esprit-de-vin ; mais, à l'exception des fœtus et des monstruosités, le musée offre à peine trente pièces pathologiques. Il n'y a aucune préparation naturelle de la structure intime des organes de l'ouïe, de l'œil, du nez, des viscères, ni aucune injection mercurielle des absorbans, ou du conduit excrétoire du testicule.

On aurait tort d'en conclure que les leçons d'anatomie sont incomplètes à Paris, comme elles le seraient à Londres, si nous manquions de ces objets de démonstration. Rendons cette justice aux professeurs de Paris d'avouer qu'ils n'épargnent rien pour offrir aux élèves des préparations récentes, et qu'en général on dissèque beaucoup mieux en France que dans aucun collége de Londres. Mais les médecins français doivent convenir à leur tour qu'il est impossible de se passer de certaines injections et préparations fines.

Comment démontrer autrement les progrès successifs de la formation des os, la vascularité commençante des cartilages mous, et les vaisseaux sanguins plus considérables qui s'y précipitent lorsque la matière osseuse commence à se déposer? On décrira bien la structure délicate de l'œil; mais pourra-t-on la démontrer sans préparation injectée? Pour en prouver la nécessité, citerons-nous le septicisme de certains anatomistes de Paris, sur l'existence de l'artère centrale de l'humeur vitrée chez le fœtus? nous savons cependant qu'il n'est pas si difficile d'injecter cette artère et de rendre évidentes ses belles ramifications sur la capsule postérieure du cristallin , après qu'elle a traversé l'humeur vitrée. Dans un fœtus de cinq ou six mois, on la rencontre même quelquefois remplie de sang et rendue apparente sans le secours d'une injection artificielle. Eh bien! j'ai visité tous les musées de Paris, et dans aucun l'on n'a exécuté la préparation de cette artère, pour convaincre les anatomistes qui doutent encore de son existence.

N'est-il pas également impossible d'injecter pour chaque nouveau cours le système lymphatique, de manière à se passer facilement de préparations?

Les anatomistes français cependant l'injectent tous les ans, et semblent croire que la difficulté est bien diminuée grâces à l'instrument inventé par M. Duméril, qu'ils préfèrent à ceux de Vicq-d'Azir et de Cruikshanks. C'est un tube de verre, plus propre à injecter quelques vaisseaux lymphatiques qu'il s'agit de démontrer dans la leçon du jour, qu'à faire des préparations durables.

L'art de conserver dans l'esprit-de-vin les pièces naturelles ou pathologiques est si peu cultivé à Paris, qu'on l'y croirait à peu près inconnu, et qu'on n'y trouverait guère d'injections fines supérieures à celles des anatomistes qui ont précédé Ruisk.

On chercherait vainement dans la capitale de la France un musée particulier digne d'être visité ; ils sont tous propriété nationale, et c'est à quoi j'attribue l'imperfection de l'anatomie française dans ce genre. Un savant travaillera pour son cabinet avec plus de zèle et d'intérêt que pour le public. M. Duméril termine son Essai sur les *moyens de perfectionner l'art de l'anatomiste*, par la liste des préparations utiles et nécessaires que doit contenir un cabinet d'anatomie ; mais vous chercheriez vainement tout ce qu'il indique, dans le musée de l'école de médecine.

Croirait-t-on que le musée *d'anatomie comparée* du Jardin des Plantes fût sujet aux mêmes objections ? Quand un savant tel que M. Cuvier, le Pline de notre siècle, dirige cet établissement, ne devrait-on pas s'attendre à y trouver tout parfait ? Regrettons que la science ait ici raison d'être jalouse des momens que ce grand naturaliste donne à la politique. Combien de découvertes de M. Cuvier, malgré les descriptions qu'il en a données, sont perdues par le manque presque total d'injections fines qui puissent les retracer et les expliquer ! Est-il digne d'un musée créé par le successeur de Buffon de n'offrir aux curieux que des pièces anatomiques, précieuses d'ailleurs, ensevelies dans des bocaux remplis à demi d'une sale liqueur, encroûtés de terre glaise et fermés par du mastic ? Qu'il vienne voir en Angleterre l'habileté avec laquelle nous faisons macérer nos préparations, et la transparence des liquides dans lesquels nous les conservons. C'est un art que l'Angleterre a perfectionné et auquel nous devons des collections que leurs possesseurs apprécient, et que les élèves étudieraient avec fruit. Le musée du Jardin des Plantes n'est riche qu'en squelettes.

Mais, malgré la supériorité de nos cabinets d'anatomie sur ceux de la France, les étudians de Paris ont sur ceux de Londres l'avantage de l'entrée libre et gratuite de tous ces établissemens créés en partie pour leur instruction. Il est vrai de dire qu'en Angleterre la porte des sciences est fermée pour quiconque ne se présente pas le rameau d'or à la main, tandis que trois fois la semaine, à Paris, l'entrée des musées est accordée aux étrangers comme aux nationaux (1).

Il est un art dans lequel les Français nous surpas-

---

(1) Quelle lubie d'indulgence! Il faut qu'en visitant le muséum, M. Cross ait oublié la galerie d'anatomie. S'il était allé pour la voir, et qu'il eût été arrêté, comme bien d'autres curieux, par cette inscription qui est placée sur la porte : *L'on n'entre ici qu'avec un billet de l'administration*, il aurait trouvé passablement ridicule qu'on ne pût étudier les squelettes qu'avec la permission expresse d'un administrateur, et après avoir fait antichambre chez lui pour obtenir un billet. Sans doute aussi il aurait eu regret aux bonnes habitudes de Londres, où l'on peut faire ouvrir toutes les portes, en jetant un schelling dans la main du concierge. (*Le Traducteur.*)

sent certainement : c'est l'art de mouler en cire. Nous n'avons rien dans nos musées de Londres qui puisse être comparé aux modèles en cire exécutés par M. Laumonier, pas même ceux que contiennent les cabinets de MM. Astley Cooper et Charles Bell dans la rue Windmill.

Les figures de ce genre sont le meilleur moyen de donner une représentation exacte des lésions pathologiques. L'oreille, l'œil, les nerfs cérébraux, etc., copiés sur des dissections soignées et retracés dans de plus grandes proportions, donnent certainement à une nombreuse réunion d'élèves une idée plus juste des organes qu'on peut leur faire connaître, que ces organes eux-mêmes, quelque bien préparés qu'ils soient.

Je ne dois pas oublier de parler d'une salle où l'on a rassemblé toutes les espèces d'instrumens et de bandages anciens et modernes, non plus que d'une autre qui offre la collection de toutes les diverses substances médicinales pour le cours de matière médicale.

Mais ce qui est surtout de la plus grande utilité pour les élèves, c'est une bibliothèque à leur usage dans le bâtiment même de l'école ; elle n'est ouverte tous les jours qu'à certains élèves privilégiés : les autres n'y sont admis que trois fois la semaine, depuis dix heures du matin jusqu'à deux. Dût-on doubler le nombre des bibliothécaires, il me semble qu'il serait dans l'ordre que tous les étudians pussent jouir plus souvent du bienfait de cette bibliothèque, qui n'est certainement que pour eux.

La Physiologie.

———

S'il fallait en croire les réticences de M. Chaussier, la physiologie serait portée à Paris à un degré de perfection dont elle n'a jamais approché dans aucune autre école. Il est lui-même l'auteur de la plupart des découvertes qu'il annonce: malheureusement elles ne peuvent être rendues publiques. Ses travaux sont encore en portefeuille; et si quelque libraire zélé pour les progrès de la science ne satisfait bientôt les prétentions de l'auteur, en portant à cent mille la somme de quatre-vingt mille francs qu'un autre libraire a déjà offerte pour le nouveau Traité de physiologie, le grand âge de M. Chaussier donne tout lieu de craindre qu'il ne puisse être témoin de la révolution que son livre doit opérer.

J'aurai quelquefois l'occasion de blâmer une mode qui s'est introduite en France parmi les professeurs, et qui consiste à parler si bas, que les auditeurs placés un peu loin ne peuvent rien entendre. Il faut être bien familiarisé avec une langue pour deviner ce que dit un homme qui la parle, lorsqu'en lui prêtant la plus grande attention on est réduit à observer le mouvement de ses lèvres. Toutefois si M. Chaussier parle bas, ce n'est pas pour se conformer à la mode. La perte des dents, une voix affaiblie par les années et par le long exercice de la parole, doivent excuser ce défaut. Son cours est régulièrement suivi par un auditoire nombreux. Les élèves aiment ses leçons, parce qu'ils y puisent une instruction solide et méthodique. M. Chaussier y porte l'esprit d'analyse qui rédigea les tables synoptiques. Son érudition est profonde et variée ; mais il en fait un usage trop fréquent en prenant la peine de citer des textes grecs que personne ne comprend, quoique la langue d'Homère et d'Hippocrate soit prononcée à la française. Dans presque toutes les matières qu'il traite, il trouve l'occasion de se plaindre des vols que lui font les auteurs modernes. Tant de personnes composent des livres sans y mettre une seule idée qui leur appartienne ; tant de compilateurs s'occupent de faire des in-folio avec les découvertes des autres, que les plaintes de M. Chaussier sont au moins vraisemblables. Ce professeur enseigne la physiologie depuis si long-temps ; ses travaux ont été si nombreux sur cette science, et il s'est si peu pressé de les publier, que sur des *on dit*, sur quelques notes prises à ses leçons, les jeunes auteurs à l'affût de nouveautés peuvent bien avoir publié, comme leur appartenant, les découvertes du Nestor de la physiologie française. Zélé pour l'instruction des élèves, et comptant sur le respect dû au droit de propriété, il avait commencé par leur faire part de ses idées sur les points contentieux de la science de l'homme, de ses expériences et de ses découvertes sur les points inconnus. Mais il a eu tant d'occasions de se repentir de sa confiance, que depuis long-temps il se borne à signaler le scandale, sans s'exposer à le faire naître de nouveau.

Un jour que j'assistais *à un premier examen*, j'entendis ce singulier dialogue entre M. Chaussier et l'un des élèves de la *fournée* :

LE PROFESSEUR.

Monsieur, connaissez vous les usages de la rate ?

L'ÉLÈVE.

Jusqu'ici les auteurs ne sont point d'accord : plusieurs hypothèses ont été émises sur ce sujet, mais je crois que nous ne savons pas encore quelles fonctions remplit cet organe.

LE PROFESSEUR.

Eh bien ! je le sais, moi : mais je me garderai bien de le dire, parce qu'il y a ici quelqu'un qui s'empresserait de faire une huitième édition de ses Elémens de physiologie, pour y imprimer tout au long ma découverte.

Ce quelqu'un, M. Richerand, puisqu'il faut le nommer, est un peu coutumier du fait dont on l'accuse. Avec les opinions des autres, et ce que

les Français appellent du style, il a composé un ouvrage qui doit avoir beaucoup de vogue, s'il faut
en juger par le nombre des éditions qui se sont
déjà écoulées. Il paraît que c'est au style surtout
que les *nouveaux Élémens de Physiologie* doivent leur fortune auprès de trois classes de personnes
qui négligent le fond pour la forme : les jeunes élèves,
les gens du monde, et les dames. Un médecin écri-
vant un traité sur la science de l'homme aurait
peut-être mieux fait d'ambitionner l'approbation des
médecins, en se tenant à la portée des élèves, que
de confondre la physiologie avec l'histoire naturelle.
Ce n'est pas que M. Richerand n'ait fait quelques
incursions dans le domaine de la physiologie explica-
tive, soit qu'il fallût donner une théorie chimique de
la contraction musculaire en la comparant à la formation de l'eau par le mélange des deux gaz combinés
ensemble à l'aide d'un courant électrique, ou bien
expliquer le phénomène des ressemblances, en at-
tribuant à la semence du mâle la propriété de
modifier l'embrion gélatineux de la même manière
qu'un cachet grave son empreinte sur une cire molle.
La première de ces théories est empruntée à Girtanner;
la seconde appartient toute entière à M. Richerand.
Je ne sais s'il n'est pas aussi ridicule de composer
une théorie puérile, que d'en renouveler une absurde ; mais les Français sont bien malheureux
s'il est vrai, comme ils s'en plaignent, qu'ils
n'aient, pour commencer l'étude de la science de

l'homme , aucun livre classique, excepté les *nouveaux Élémens de Physiologie* (1).

Dans le dix-huitième siècle, un professeur de l'école de Montpellier, Bordeu, transporta dans la capitale les premiers élémens du *solidisme*. Cette colonie, comme les Etats-Unis d'Amérique, est devenue métropole à son tour, et, comme le Brésil, a rendu tributaire la métropole à qui elle devait sa création. La secte des solidistes s'augmenta des disciples de Haller, et des débris de la secte des mécaniciens; mais sa domination exclusive date du moment où parut cet homme capable de coordonner les doctrines éparses dans tous les livres, et de les renforcer par les décou-

------

(1) Est-il besoin , pour réparer l'irrévérence avec laquelle l'auteur a traité M. Richerand , de rappeler que les talens de ce professeur , et surtout la haute réputation qu'il vient d'acquérir par une opération sublime, l'ont fait comprendre dans la dernière promotion des chevaliers de l'ordre de Saint-Michel ? Il est, en outr , décoré de plusieurs autres titres. Sans doute que M. Richerand aurait été fait baron, officier de la Légion d'Honneur, et peut-être même conseiller-d'état, s'il eût possédé, comme quelques autres savans aussi titrés que lui-même, cette facilité d'élocution et ce talent de tribune qui les rendent propres à chanter des palinodies, et à traiter quelques institutions chères aux Français , à-peu-près comme il a traité les côtes et le poumon de son malade , et comme il propose de traiter le cœur de quelques autres.

(*Le Traducteur.*)

vertes que l'on venait de faire dans les sciences naturelles.

En parlant de l'anatomie, nous avons déjà vu quelle impulsion Bichat avait donnée à cette partie de la médecine : la physiologie ne lui fut pas moins redevable. Dans son Anatomie générale et dans ses Recherches sur la vie et la mort, il rassembla les matériaux et le plan d'un grand ouvrage qu'il n'eut pas le temps d'exécuter. Sans révoquer en doute le mérite des œuvres de Bichat, ne doit-on pas s'étonner qu'aujourd'hui les physiologistes de la capitale n'osent rien entreprendre sans avoir, pour texte de leurs recherches, quelques passages de ses livres, quelques vues qu'il n'a pu qu'indiquer ? Ses ouvrages sont devenus une espèce d'écriture sainte dont on ne pourrait s'écarter sans sacrilége. Bichat était un homme d'un grand génie ; il est mort jeune, mais ses livres contiennent le germe de toutes les découvertes qu'il aurait pu faire un jour. Il faut donc étudier ses opinions, féconder ses aperçus : tel est le langage de ses partisans.

Le goût de Bichat pour les expériences a produit la manie des vivisections, et une confiance sans borne dans cette manière d'étudier la physiologie. Les expérimentateurs deviennent chaque jour plus nombreux. Après avoir répété de mille manières les expériences les plus ingénieuses de Bichat, on en a fait de nouvelles ; mais cette fois on a

choisi des animaux fort éloignés de l'homme. Les r é-
sultats en rapport avec leur organisation ont paru
singuliers et féconds en applications neuves. Cette
fureur d'ouvrir des animaux vivans fait négliger la
véritable source des connaissances physiologiques,
l'étude de l'homme malade. C'est en vain que Barthez
a rappelé l'attention des physiologistes vers ce moyen
d'investigation : les médecins de Paris repoussent le
dogme fondamental de la doctrine comme toutes
les applications qu'il en fait. Le prétexte de cette
défiance, c'est que le dogme fondamental consacre
une erreur. Barthez, disent-ils, a personnifié une
abstraction. Ce reproche empêche encore le vitalisme de pénétrer dans l'école de Paris. Mais voilà
qu'un élève de cette école, un homme nourri du
plus pur solidisme, tourne contre ses confrères de
secte le reproche qu'ils adressaient à Barthez. Cette
fois le solidisme est conséquent : il veut mettre en
fait que, s'il n'y a point d'unité physiologique,
il ne peut y avoir dans les symptômes des maladies
l'harmonie que les nosographes avaient cru y reconnaître. Le reproche de M. Broussais est aussi
peu fondé que celui des solidistes, et cette dis-
sidence dans les opinions d'une même secte ne
prouve autre chose, sinon que les physiologistes
de Paris aiment beaucoup les observations isolées,
mais ont une aversion prononcée pour toute
formule capable d'exprimer les faits généraux.
Du reste on a tant de haine pour les abstractions,

que depuis que Cabanis a prouvé *l'immortalité de la matière et le mécanisme de la pensée*, personne n'a élevé la voix pour combattre ses opinions.

Dans le chapitre précédent j'ai déjà eu occasion de prouver que le zèle et le travail soutenu des Anglais avaient porté l'anatomie à un plus haut degré de perfection qu'en France, quoiqu'ils eussent bien moins de facilité pour son étude. Les Français sont d'autant plus blâmables de négliger cette belle partie de la médecine, qu'ils ont prouvé pour une autre science que leur zèle et leur habileté savaient triompher de tous les obstacles. Certainement aucune nation ne peut avoir autant de facilité que l'Angleterre pour l'étude de l'anatomie comparée. Selon toutes les apparences, la Grande-Bretagne devrait en être la terre classique : ses possessions dans les deux hémisphères, l'activité de son commerce maritime, l'instruction et le zèle de ses nombreux voyageurs, combien de circonstances favorables pour se procurer les animaux de tous les pays ! Néanmoins l'anatomie comparée est en Angleterre bien loin de la perfection qu'elle vient d'acquérir en France, par les travaux des successeurs de Buffon. Quand on a lu les ouvrages de M. Lacepède, quand on a entendu les leçons de M. Cuvier, on est bien excusable de regretter que ces deux savans se soient toujours plu à mener de front deux choses qui devraient être incompatibles, alors même qu'on porterait dans les fonctions politiques la supériorité de talent qu'ils ont developpée dans le professorat. Malgré les progrès de cette science, ses applications à la physiologie ne sont pas encore très multipliées. La faculté de médecine ne possède point de chaire d'anatomie comparée; il est vrai qu'à Paris les élèves ont pour y suppléer les cours et les collections du muséum. Si dans ce magnifique établissement j'ai dû blâmer la mesquinerie des préparations conservées dans l'esprit-de-vin, je ne puis m'empêcher de faire l'éloge de toutes les autres espèces de collections. Grâces aux soins de M. Cuvier, les galeries d'anatomie et celles d'histoire naturelle peuvent rivaliser, avec celles de *Russel-street*. Tous nos physiologistes sont persuadés des avantages que la science de l'homme peut retirer de l'anatomie comparée. Telles fonctions sont très obscures chez l'homme et très prononcées dans quelques animaux; tel organe peu prononcé chez lui a chez d'autres un développement qui permet d'étudier ses usages et sa composition. Malgré les services qu'elle a déjà rendus, l'anatomie comparée n'est guère plus aimée par les médecins de Paris que par ceux de Montpellier; il n'y en a qu'un petit nombre qui la cultivent pour la physiologie. La plupart soutiennent qu'elle ne mérite pas encore le nom de science; quand les faits dont elle se compose seront réunis en corps de doctrine, alors, disent-ils, nous examinerons la question de plus près; mais jusque-là nous devons refuser ses services.

La Pathologie.

La nature de mon ouvrage ne comporte point les détails; en rendant compte de la médecine française, je ne dois pas grossir mon livre de citations et de lieux communs. Le lecteur ne peut s'attendre à y trouver qu'un énoncé rapide des circonstances principales dans lesquelles l'enseignement médical diffère en France de celui des autres pays. Mon but est de signaler partout les avantages et les défauts des institutions que j'observe, afin d'engager toutes les écoles à profiter des uns en sachant se garantir des autres. Un long séjour en France est le seul avantage que je puis avoir sur un médecin qui, sans y avoir séjourné comme moi, voudrait rendre complète la tâche que j'ai entreprise. En fréquentant les hôpitaux, en suivant les cours, en conversant avec les élèves, les docteurs et les professeurs, j'ai pu me former des opinions sur tous les objets que j'avais à traiter. Parmi les jugemens que j'ai portés, plusieurs sont conformes à l'opinion générale; mais plus souvent je me suis permis d'émettre la mienne, parce que je ne partageais point celle des autres. Quelques détails sur les personnes (1), des

____

(1) En donnant des détails sur les personnes qui jouissent d'une

vues sur les doctrines accréditées, les circonstances locales et les documens authentiques, capables de répandre sur elles de la lumière et de l'intérêt : voilà les matériaux que ma plume a dû mettre en œuvre. Pour tout le reste, je dois renvoyer à la lecture des livres.

Cependant, comme la pathologie est pour ainsi dire toute la médecine ; comme cette branche de l'art vient de subir en France une révolution complète, l'article que je dois lui consacrer ne peut être en harmonie avec les principes développés dans mon préambule. Les changemens amenés par M. Broussais dans la doctrine pathologique ne sont encore connus en Angleterre que d'un petit nombre de médecins. Ce n'est que depuis deux mois seulement qu'un ouvrage périodique a entrepris d'en rendre compte. Pour cela le journal de MM. Hutchinson et Fotherghill s'est borné à traduire l'exposition publiée par un anonyme dans le Journal complémentaire du Dictionnaire des Sciences médicales. L'auteur de cette exposition est trop familiarisé avec les idées de M. Broussais, pour que j'aie la prétention de les analyser mieux que lui ;

---

grande réputation , j'ai sacrifié à une curiosité que j'excuse volontiers dans les autres, car je m'en avoue coupable tout le premier : j'aime tant de connaître de vue les personnes dont je lis les ouvrages, que je me suis souvent surpris , après une lecture, occupé de me faire un portrait idéal de l'auteur. J'ai appris par expérience qu'il faudrait tout le talent d'un Lavater pour ne point commettre d'erreur dans une synthèse aussi singulière.

(Note de l'auteur.)

aussi, quoiqu'une longue assiduité aux cours et à la visite du professeur du Val-de-Grâce me donne, pour analyser son système, une facilité que ne pouvaient avoir MM. Hutchinson et Fotherghill, puisqu'ils ont dû se borner à la lecture des livres, j'imiterai leur modestie, et je me bornerai presque toujours à transcrire l'article du Journal complémentaire, sur le mérite duquel je pense comme les journalistes de Londres (1). Seulement, je mettrai en note quelques réflexions critiques.

Toutefois, avant d'en venir là, je crois qu'il est nécessaire de considérer un instant l'état dans lequel M. Broussais trouva la pathologie quand il publia ses nouvelles doctrines.

Trois sectes principales s'étaient élevées sur les débris de toutes les autres : les mécaniciens, les empiriques et les galénistes, occupaient exclusivement le domaine de la médecine. C'est à notre Brown qu'appartient la gloire de les avoir toutes anéanties. A peine ses ouvrages eurent-ils paru, que l'Europe entière s'empressa d'adopter ses idées. En Espagne et en Italie, en Allemagne et en Angleterre, le brownisme guide encore

---

(1) Memoir...... executed with so much conciseness, precision and judgment that we could not hesitate to adopt the reflections therein adduced.... Aud in a manner that we should despair to be able to excell, were we to proceed further in our own labours. *London, médical an physical journal, by Hutchinson and Fotherghill, february,* 1819.

la pratique de tous les médecins. Au milieu de l'invasion générale, la France protesta contre la doctrine du *novateur écossais*. Ses efforts furent inutiles : et cette fois l'Europe coalisée subjugua la France avec la polémique et l'exemple, comme elle la vainquit dans la suite avec des armes d'une autre espèce.

Il faut pourtant l'avouer : le brownisme ne put jouir paisiblement de sa nouvelle conquête; quelques partisans des anciennes idées formèrent une opposition active; leur parti se grossit de mécontens, et la victoire fut complète au moment où M. Pinel arbora l'étendard de la révolte.

La vogue dont a joui la *Nosographie philosophique* prouve qu'à l'époque de sa publication les vues de son auteur étaient les plus sages qu'on pût émettre. Enfant de l'empirisme rationel et de l'analyse baconienne, la classification de M. Pinel rangeait les maladies comme les objets d'histoire naturelle, c'est-à-dire d'après leurs caractères extérieurs. Elle fut long-temps regardée en France comme l'ouvrage le plus parfait qui eût encore paru sur la pathologie. Dans les pays étrangers on admira le style de ce livre, malgré des répétitions nombreuses, la manie qu'a l'auteur de parler toujours de lui, ses éternelles plaintes sur les savantes divagations et les prolixes commentaires, ses remontrances sur la nécessité d'appliquer l'analyse à la médecine, et enfin l'abus avec lequel il prodigue à chaque page le mot philosophique; on loua les intentions de M. Pinel: mais la manière dont on accueillit son ouvrage prouve qu'on avait senti les vices que l'école de M. Broussais lui reproche aujourd'hui.

(1) L'auteur de l'*Examen* a pour objet d'appliquer la physiologie à la pathologie, et de rapporter à la lésion des organes ou des appareils organiques, toutes les maladies qui peuvent résulter du dérangement des fonctions. Les traits caractéristiques des maladies doivent être, dit-il, puisés dans la physiologie. Formez un tableau aussi vrai qu'animé du malheureux livré aux angoisses de la douleur; débrouillez par une savante analyse les cris souvent confus des organes souffrans; faites connaître leur influence réciproque; dirigez habilement mon attention vers le douloureux mobile du désordre qui frappe mes sens, afin que j'aille porter avec sécurité le baume consolateur qui doit terminer cette scène déchirante.

M. Broussais bannit de la théorie médicale toutes les idées d'affections générales, c'est-à-dire ayant leur siége dans toutes les parties de l'organisme. Suivant lui, il n'est aucun agent qui puisse déterminer directement une maladie dans tous les systèmes à la fois;

----

(1) Comme l'auteur anglais a analysé l'exposition, il ne s'est pas toujours borné à traduire. Nous avons scrupuleusement rétabli le texte de l'ouvrage français partout où la chose a été possible. Dans tous les autres endroits, nous en avons toujours consulté l'esprit, afin de ne pas altérer les idées de M. Broussais.

(Note du traducteur.)

Paris.   4 et les symptômes plus ou moins généraux que l'on a pris pour les caractères de ces affections morbides, ne sont autre chose que les effets sympathiques d'une lésion primitivement locale. En continuant l'exposition de ses idées, nous mettrons sous les yeux du lecteur les preuves à l'appui de cette proposition. Il nous suffit de faire observer en ce moment que toutes les parties du corps jouissant à des degrés divers de la sensibilité et de la contractilité, et se trouvant spécialement en rapport avec un certain nombre de corps extérieurs, il est impossible que tous nos organes soient influencés à la fois par aucun d'eux.

Mais il ne suffit pas de connaître la manière d'agir de toutes les parties de l'organisme dans l'état de santé; d'apprécier avec justesse les influences sympathiques qu'elles exercent les unes sur les autres, et de parvenir enfin à découvrir l'organe malade; il faut encore, dit M. Broussais, déterminer pourquoi il l'est, comment il l'est, et de quelle manière il est possible de faire qu'il ne le soit plus; car c'est en cela que consiste la connaissance de ce qu'on doit entendre par la nature d'une maladie.

Le corps humain n'est pas une masse homogène; il est composé d'organes nombreux, unis les uns aux autres par trois systèmes organiques qui entrent dans leur composition, et qui établissent entre eux des rapports plus ou moins intimes. Ces systèmes sont le sanguin, le lymphatique et le nerveux. Le premier est remarquable en ce que ses extrémités les plus déliées, c'est-à-dire les vaisseaux capillaires, ne donnent pas tous passage à la partie rouge du sang : une grande partie de ces capillaires n'admet que des fluides blancs qui servent à composer de nouveaux produits. Les phénomènes morbides présentent de très grandes différences, selon les capillaires qui en sont le siége. M. Broussais désigne l'ensemble des vaisseaux du corps sous le nom de système vasculaire, et les distingue en vaisseaux rouges et vaisseaux blancs : ceux-ci comprennent les radicules lymphatiques, les vaisseaux secréteurs , excréteurs et autres, qui ne sont jamais parcourus par le sang.

Les dernières divisions vasculaires et nerveuses se confondent et s'entrelacent en se perdant dans le tissu de nos organes , et les proportions diverses dans lesquelles elles y existent donnent à ceux-ci des propriétés spéciales. Les parties dans lesquelles les vaisseaux rouges et les nerfs prédominent sont prédisposés aux inflammations et aux névroses. Les causes morbides étendent leur action des uns aux autres à cause de leur entrelacement; et quel que soit des deux systèmes celui qui a l'initiative dans les maladies, il associe bientôt l'autre à son état. Exemple : dans l'hypocondrie le mal commence par les nerfs; mais il s'étend bientôt aux vaisseaux, d'où phlegmasie. Souvent même l'irritation vasculaire entretient l'irritation nerveuse : et c'est pour guérir celle-ci qu'il faut combattre celle-là.

Puisque l'entrelacement des vaisseaux et des nerfs établit dans les divers organes des communications qui constituent les sympathies, il est naturel que M. Broussais en regarde les nerfs comme les agens exclusifs; mais pour que la sympathie s'exerce entre deux organes, il est nécessaire de l'intermédiaire du cerveau, c'est-à-dire que l'ébranlement remonte d'abord le long des nerfs de l'organe primitivement affecté, d'où il est réfléchi dans toute l'étendue de l'arbre sensitif.

Les effets qui résultent de cette communication rapide des impressions varient suivant les prédispositions individuelles: toujours s'il existe un organe enflammé, il en ressentira particulièrement l'influence; dans les autres cas, les parties les plus sensibles seront spécialement affectées. Ainsi chez l'un l'estomac, chez l'autre le poumon, chez un troisième la plèvre, seront le lieu principal des accidens sympathiques que déterminent les irritations. Cependant il pourrait bien ne pas en être de même dans les *consensus*, dont le grand sympathique est le conducteur.

Ici toute la machine serait ébranlée à la fois et directement, et non après le centre cérébral (1).

Après avoir jeté un coup d'œil rapide sur l'ensemble de l'économie vivante, et considéré d'une

---

(1) Cette théorie explique l'instabilité des relations sympatiques; mais elle renverse toute la seméiotique.

(Note de l'auteur.)

manière générale les rapports qui existent entre ses différentes parties, portons, avec M. Broussais, nos regards sur la manière d'agir des causes morbides.

Notre corps se maintient, dit-il, en s'appropriant les substances qu'il peut s'assimiler, et en rejetant celles qui lui sont nuisibles, celles qui ne lui sont que superflues, et celles qui ont déjà été employées. Pour exécuter tous ces actes, il est doué d'une sensibilité, en vertu de laquelle tout ce qui est mis en contact avec lui détermine des mouvemens dans son organisme: il a donc besoin d'être excité; s'il cesse de l'être, il languit, s'épuise et périt. Or les agens de cette excitation sont les corps extérieurs, les fluides renfermés dans les vaisseaux, et l'action même des organes qui exercent les uns sur les autres une influence réciproque. Ces agens divers, fait observer M. Broussais, peuvent être distingués en ceux qui contiennent des matériaux nutritifs, et en ceux qui excitent nos parties sans leur présenter rien qui soit capable d'augmenter la somme de leurs matériaux.

Dans l'état de santé, chaque organe jouit de la somme de forces qui est nécessaire à son action; et recevant des modificateurs de l'économie (M. Broussais comprend sous cette dénomination l'ensemble des agens excitans ou débilitans) une stimulation qui n'est ni trop considérable ni trop faible, il influence à son tour le reste de l'organisme avec une énergie qui est en rapport avec ses besoins. Mais cet équilibre de toutes les forces partielles peut être rompu , et cela parce que les actions exercées sur l'une des parties du corps l'excitent trop ou ne l'excitent pas assez : ce qui constitue l'état morbide (1).

---

(1) Voilà le dogme fondamental de la pathologie de M. Broussais. Il présente une ressemblance frappante avec celui qui sert de base à la doctrine de Brown, ou, pour mieux , ce n'est autre chose que celui de Brown traduit dans le langage des solidistes. Cependant M. Broussais n'a rien loué dans les ouvrages de notre compatriote , pas même les principes qu'il lui emprunte, et auxquels il doit tout le mérite de sa réforme. Cette conduite est d'autant plus surprenante , que M. Broussais ne s'est pas cru dispensé de s'appuyer de l'autorité des hommes célèbres : ne répète-t-il pas chaque jour qne ses découvertes sont dues à la méditation des livres de Bichat ? Il y a autre chose que de la modestie dans cette protestation solennelle. Il est bien vrai que Bichat avait recommandé la recherche de l'organe malade ; mais nulle part il n'a donné à entendre que les inflammations forment la presque totalité des maladies. Cette vérité nouvelle appartient toute entière à M. Broussais. Cela posé , je reviens au but principal de ma note. Je veux prouver que la nouvelle doctrine découle immédiatement de celle de Brown : j'observe d'abord une conformité absolue dans les principes pathologiques. Le corps est trop excité ou il ne l'est pas assez , d'où irritation et faiblesse. Brown avait cru que les maladies asthéniques étaient plus fréquentes que les maladies asthéniques ; l'observation a conduit M. Broussais à soutenir le contraire. C'est un perfectionnement , mais non pas une différence dans l'application des principes. Quant aux médications locales , qu'on me permette de raisonner un instant la thérapeutique de M. Broussais comme si j'étais brownien perfectionné : les forces sont en plus dans le lieu affecté , donc elles doivent être en moins dans le reste du corps ; affaiblissons l'organe malade, et l'équilibre sera rétabli. Voici comme Brown aurait

Il est évident que jamais l'excitation ne bornera ses
effets à la partie qui l'a reçue, à moins qu'elle ne soit

---

raisonné s'il eût rencontré des irritations locales avec faiblesse
générale : les forces sont en plus dans l'organe malade, en moins
dans le reste du corps; élevons les forces du corps à l'aide des excitans, au niveau de celles de l'organe malade, et l'équilibre sera
rétabli. M. Broussais, qui a découvert la possibilité de l'existence
de la faiblesse générale avec une irritation locale, a cherché à
rétablir l'équilibre en affaiblissant le lieu affecté, parce que l'expérience prouve que l'affaiblissement local ne diminue pas la masse
des forces autant que l'excitation générale augmente l'irritation
locale. Le rétablissement de l'équilibre auquel les deux réfor-
mateurs attachent tant d'importance prouve donc qu'ils puisent
leurs indications à la même source, je veux dire dans l'observation
de la masse des forces. Pour Brown, cela est bien évident ; mais
au premier aspect ce l'est moins pour M. Broussais; car il emploie
les affaiblissemens pour combattre une faiblesse générale. Mais
prenons-y garde : cette faiblesse n'est qu'apparente ; M. Broussais
l'appelerait volontiers oppression des forces. L'action des remèdes
tend toujours à se généraliser, et certes l'on a égard à la masse
des forces lorsqu'on se dit : faut-il affaiblir ou exciter ? Effecti-
vement c'est-là la question que M. Broussais doit se faire toujours auprès d'un malade; car, à l'exemple de Brown, il ne
reconnaît que deux classes de remèdes, les excitans et les affaiblis-
sans. Il rattache à l'un et à l'autre tous les médicamens mentionnés
par les autres médecins, comme ayant des propriétés différentes
ou intermédiaires. Ceci me paraît démontrer jusqu'à l'évidence
la fraternité des systèmes; et si les partisans de M. Broussais
voulaient inscrire au bas de sa statue une légende qui caractérisât
sa doctrine, ils devraient parodier le fameux *opium meherclè non
sedat*, que l'école d'Edimbourg avait gravé au-dessous du buste
de Brown.

(Note de l'auteur.)

très faible; mais ces divers degrés peuvent faire varier les résultats des transmissions du reste du corps. La stimulation en est-elle faible et long-temps continuée dans un organe important? alors celui-ci, agissant avec un surcroît d'énergie, influence les autres avec plus de force et en détermine l'action plus vigoureuse : c'est ce que l'on observe dans les premiers temps de l'irritation pulmonaire, chez les sujets disposés à la phthisie, chez ceux qui commencent à exercer trop fréquemment leurs organes génitaux, lors de certaines irritations peu considérables de l'estomac, etc. Dans tous ces cas on remarque une activité extraordinaire de toutes les fonctions, un excès de santé qui n'est pour le médecin attentif que le prélude de maladies plus graves; mais lorsque l'excitation est plus considérable, et surtout qu'elle a son siége dans un organe parenchymateux ou sur une membrane muqueuse, partie abondamment pourvue de vaisseaux sanguins, elle détermine l'exaltation de l'action des autres parties de l'organisme, et il en résulte ce que l'on nomme *fièvre inflammatoire*. Voici la théorie que M. Broussais donne de cette fièvre : lorsque le froid détermine un refoulement à l'intérieur, des forces vitales et du sang, lequel exalte l'action organique de tous les viscères, et surtout dans l'immense étendue des membranes muqueuses des voies gastriques et respiratoires, ce refoulement est suivi de fièvre, dont la durée est de douze heures, de vingt-quatre heures, ou de sept à neuf jours, selon le degré d'irritation que la concentration plus ou moins rapide a laissé dans les trois principaux viscères. D'après cette théorie on doit s'étonner que M. Broussais appelle cette fièvre simple : car l'excitation sanguine qui la caractérise est alors, comme dans toutes les autres fièvres, le résultat sympathique d'une irritation locale.

La fièvre inflammatoire peut être produite, 1° par l'excitation légère de toute l'étendue des membranes muqueuses; 2° par la présence dans les vaisseaux d'un sang trop stimulant (1) qui en irrite les tuniques internes, et même seulement par l'irritation plus ou moins vive d'organes étrangers au système digestif. L'irritation des membranes muqueuses intestinales est tou-

----

(1) Nous verrons plus loin que M. Broussais rejette les prétendues altérations des humeurs connues sous le nom de *vices*. Cependant il semble partager ici l'opinion générale relativement à l'altération du sang dans la fièvre inflammatoire. Pourquoi n'a-t-il pas déterminé les qualités chimiques de ce stimulus capable d'irriter les tuniques des vaisseaux sanguins? Pourquoi n'a-t-il pas donné ses idées sur la couenne inflammatoire ? S'il est toujours nécessaire d'un stimulus pour déterminer une irritation , voici un fait qui paraît prouver que M. Broussais a raison de croire à l'altération du sang. Franck a trouvé la tunique interne des artères enflammée et remplie d'ulcérations chez les personnes qui, pendant leur maladie, avaient présenté la chaleur *âcre* et *mordicante*. Il est vrai que cette chaleur s'observe dans ce que l'on appelait fièvres *ataxiques* et *adynamiques*, et M. Broussais admet l'irritation de la tunique interne des artères dans la fièvre *inflammatoire*, où la chaleur est toujours douce et halitueuse.

(Note de l'auteur).

jours nécessaire pour qu'il y ait véritablement fièvre. Cette irritation précède ordinairement, mais non pas toujours, l'établissement de l'irritation dans les systèmes sanguin et cérébral.

Lorsque l'irritation est très violente, alors il se manifeste d'autres phénomènes dans l'économie; la partie malade semble attirer à elle toutes les forces vitales, et laisser les autres organes dans un état de faiblesse et de langueur que l'on a distingué sous le nom d'adynamie. La facilité avec laquelle ces concentrations peuvent être produites dépend et des parties affectées et de l'organisation des sujets. Ainsi les viscères contenus dans les cavités splanchniques, et surtout l'estomac et les intestins, y donnent lieu avec une bien plus grande facilité que toutes les autres parties. De même il est certains sujets que des affections jettent dans la prostration la plus profonde, tandis que d'autres offrent, avec des irritations plus considérables, les phénomènes d'une vive réaction.

M. Broussais établit que toutes les fièvres dites *essentielles* ne sont autre chose que des inflammations gastro-intestinales; que la différence dans l'intensité des symptômes est la cause de toutes les divisions qu'on a faites. Ainsi, au degré le plus léger, l'irritation de la muqueuse gastro-intestinale constitue *l'embarras gastrique;* tandis que les symptômes les plus alarmans qui ont servi à caractériser la fièvre adynamique, la fièvre ataxique, la fièvre jaune, le typhus, la peste, ne sont rien autre chose que des résultats sympathiques de l'inflammation très intense du canal digestif.

L'étiologie de ces fièvres fonde leur traitement sur les deux indications suivantes: 1°. diminuer l'irritation des viscères qui en sont le siége; 2° rétablir, au moyen des révulsifs, l'équilibre dérangé des mouvemens vitaux. Il satisfait à la première par la diète, les boissons délayantes et acidulées; la saignée générale, si le sujet est très fort; et dans les autres cas, par des sangsues appliquées, soit à l'abdomen, soit à l'anus. Ces moyens doivent être continués avec persévérance; et constamment lorsque l'affection est attaquée à son début, et que le sujet n'a pas été soumis à l'action des causes qui aient long-temps surexisté ses organes digestifs, ils suffisent pour vaincre la maladie en peu de jours, et pour décider la convalescence. M. Broussais n'a occasion de remplir la seconde que lorsqu'il a affaire à des sujets déjà très faibles, ou dont la mobilité nerveuse est favorable au déplacement de l'irritation; ou bien quand les progrès de la phlegmasie ont déterminé des irritations sympathiques dans des organes importans. Ainsi, par exemple, si le cerveau paraît violemment irrité, il fait plonger les membres inférieurs dans un demi bain chaud (pendant qu'on applique de la glace sur la tête). A part la révulsion et la dérivation, il y a une troisième méthode de combattre l'irritation : elle consiste à appliquer certains irritans sur la partie malade. M. Broussais lui accorde très peu de confiance; c'est à elle qu'il rapporte l'emploi des émétiques dans le début des fièvres. Ce n'est pas, dit-il, que ce moyen ne réussisse quelquefois. Ainsi les vésicatoires, appliqués sur un érysipèle phlegmoneux, en ont souvent arrêté la marche; les collyres astringens opèrent fréquemment la guérison des ophtalmies; certaines irritations de l'estomac sont dissipées par l'émétique par le vin, etc.; mais toutes les fois que ces moyens ne guérissent pas le mal, ils l'exaspèrent: et les employer de cette manière, c'est jouer à quitte ou double.

La médecine de M. Broussais est toujours *active* et jamais *expectante*, parce qu'il n'attend jamais les prétendus *efforts conservateurs de la nature*, et ceux auxquels les médecins donnent le nom de crises. Suivant lui on doit considérer les crises comme le résultat de la cessation de l'irritation des viscères, qui permet le retour de l'action à la périphérie: c'est, dit-il, le même phénomène que le réchauffement de la surface du corps dans l'état physiologique, à la suite d'un froid violent, d'une passion vive, ou d'un repos qui a produit un léger frisson: seulement ce mouvement est devenu pathologique par son exaspération. Ce perfectionnement de la pratique de M. Broussais est une conséquence naturelle de sa découverte des organes affectés dans les *fièvres* dites essentielles; car aujourd'hui c'étaient les seules maladies dans lesquelles les médecins attendissent encore les efforts *conservateurs*. Puisque l'irritation abdominale est la cause des *fièvres*, pourquoi ne combattrait-on pas directement cette irritation, puisqu'on fait la médecine active toutes les fois qu'on a à traiter des irritations fixées sur d'autres organes ?

M. Broussais regarde les fièvres rémittentes, inter-mittentes, larvées, pernicieuses, comme dues à des irritations périodiques des viscères. Voici comme il les traite : Lorsque l'irritation est assez intense pour entretenir la fièvre à un haut degré, mais pas assez pour empêcher le retour des frissons, c'est-à-dire lorsque la fièvre est rémittente, le premier soin doit être de calmer l'irritation des voies gastriques par la méthode antiphlogistique. Si la périodicité fébrile persiste en laissant des apyrexies, ces cas rentrent dans le suivant. Dans celui-ci l'intermission complète de l'irritation générale témoigne que celle des viscères éprouve une pareille interruption. La pâleur de la langue qui représente l'état de la muqueuse gastrique, la décoloration de la peau qui correspond également à celle de cette membrane, nous avertissent que l'irritation qu'elle avait éprouvée dans l'accès s'est changée en un état de langueur et d'asthénie : c'est alors que les stimulans, en y provoquant une excitation artificielle qui se répète à la périphérie (1), préviennent le retour du mouve-

---

(1) Si les relations sympathiques ne sont pas constantes, qui me répond que la stimulation des viscères provoquera l'excitation de la périphérie ? Si elles sont constantes, l'excitation de la périphérie ne provoquera-t-elle pas celle des viscères ? Dans l'un et dans l'autre cas les stimulans peuvent déterminer le mouvement centripète des forces vitales au lieu de le prévenir.

(Note de l'auteur)

ment centripète des forces vitales , qui aurait produit un nouvel accès. C'est donc ici le cas d'administrer les stimulans qui deviennent de véritables toniques; on doit les donner depuis la cessation complète de l'accès, jusqu'à l'époque probable de son retour. Ces préceptes n'ont besoin que de peu de modification pour les appliquer au traitement des fièvres larvées et des pernicieuses.

Lorsqu'une irritation a existé pendant long-temps dans un organe, les tissus analogues à celui qui souffre sont peu à peu disposés à contracter les mêmes affections. C'est cette disposition à la répétition des irritations qui constitue pour M. Broussais les *diathèses* qu'on appelle inflammatoires, rhumatismales, cancéreuses, scrofuleuses, etc. Il rejette comme erronée l'admission des altérations humorales, connues sous le nom de *vices*, et regardées si long-temps par les pathologistes comme les causes matérielles de ces affections.

La division des hémorragies en actives et passives est inadmissible. La débilité locale ne peut jamais provoquer de congestion partielle, pas plus que la faiblesse ne peut provoquer de mouvement fébrile général. Une irritation doit toujours exister dans le lieu par où le sang s'écoule. Cette irritation ne diffère de celle qui produit la phlegmasie, que par rapport à une disposition particulière que les vaisseaux exhalans ont alors à s'ouvrir (1). Les principes du traitement des irritations s'appliquent aux hémorragies.

Nous avons déjà vu que les irritations étaient la cause de toutes les maladies dans lesquelles on observe l'action exaltée de l'organisme. M. Broussais a démontré que l'on devait attribuer à la même cause le plus grand nombre de celles où l'on observe son affaiblissement : en conséquence ce médecin ne balance pas à dire que les affections morbides, dépendantes de l'irritation des organes, sont plus nombreuses et plus fréquentes que celles dont la faiblesse est la cause première. Les maladies directement produites par la débilité doivent être traitées d'après les causes de la diminution des forces vitales. Cette partie de la doctrine de M. Broussais est celle qui est la moins développée dans ses ouvrages.

Si, aux deux grandes classes de maladies dont nous venons d'esquisser l'histoire générale, on ajoute un ordre particulier de lésions que M. Broussais appelle *obstacles à la circulation*, l'altération des humeurs et surtout du sang, qui est la cause du scorbut, et les diverses lésions organiques congénitales que le fœtus peut apporter en naissant, on aura l'idée complète de l'ordre que M. Broussais se propose de suivre dans l'étude des affections morbides.

---

(1) Ceci donnerait à penser que M. Broussais admet le *spasme dilatatoire* de Barthez.

(*Note de l'auteur.*)

Quel que soit le nombre des maladies décrites par les auteurs, elles doivent toutes se rattacher à ces quatre chefs principaux. En effet les modifications locales ou générales de l'irrritation, par exemple, ne peuvent pas servir à démontrer que les affections qui en dépendent puissent être de nature opposée chez les différens individus. Les variétés d'organisation expliquent l'étonnante diversité de combinaison et de violence que l'on observe dans les symptômes précurseurs ou caractéristiques des maladies. Elle démontre, de la manière la plus évidente, combien sont arbitraires les coupes que l'on a faites pour séparer les unes des autres les nombreuses espèces d'affections pathologiques. Tous les médecins observateurs ont signalé avec le plus grand soin, dans les histoires qu'ils nous ont transmises, l'âge, le tempérament, les habitudes, etc., des sujets soumis à leur étude. Mais il n'en est aucun, même parmi les plus exacts, qui ait déduit de cette considération les corollaires nombreux et importans qu'elle présentait, pour ainsi dire, à découvert. On s'est borné à quelques considérations générales sur les maladies propres aux âges, aux sexes, etc.; et l'on a ensuite multiplié sans raison les *êtres pathologiques,* alors qu'il ne fallait que distinguer les circonstances variées de l'organisation des malades (1).

____

(1) Ce n'est pas M. Broussais qui parle; mais on peut raisonnablement croire que ceci est écrit sous sa dictée. En reprochant aux médecins d'avoir personnifié des maladies et d'avoir multiplié sans

Voilà donc la doctrine qui fait tant de bruit depuis la publication de l'*Examen* ! Avant que ce livre eût paru, l'histoire des phlegmasies chroniques, les cours de pathogie que faisait M. Broussais, sa pratique au Val-de-Grâce, avaient déjà répandu la plupart de ses idées.

Toutes les fois qu'une révolution s'opère dans les sciences, les personnes dont elle attaque les principes commencent par crier à l'erreur, avant d'avoir exa—

---

raison les êtres pathologiques, il croit avoir simplifié beaucoup l'étude de la médecine et surtout la pratique de cet art. *Il ne faut distinguer que les circonstances variées de l'organisation du malade.* Et ce n'est donc rien que cela ! Nous avions cru jusqu'ici que c'était la principale difficulté qui pouvait embarrasser le praticien. Postérieurement à ses découvertes, n'est-ce pas dans une longue expérience et dans une étude approfondie que M. Broussais a puisé le discernement et la sagacité avec laquelle il apprécie les circonstances dans sa pratique   (*Notes de l'auteur.*)

Malgré la candeur avec laquelle M. Cross a émis quelques unes de ses opinions, je me défie un peu de son enthousiasme, et je le soupçonne même d'y avoir été amené par un calcul d'amour-propre et d'esprit anti-français. S'il n'en était pas ainsi, comment n'aurait-il pas été frappé d'une contradiction que je trouve dans son livre ? il a analysé avec la même complaisance, et presque avec les mêmes éloges, et la doctrine de Barthez et le système de M. Broussais. Mais en lisant attentivement ces deux chapitres, on trouvera l'explication d'une pareille conduite. Les Anglais croient avoir compris Barthez bien mieux que nous ; ils peuvent nous accuser d'injustice et d'ignorance en vantant un de nos compatriotes. Ils disent que les idées de M. Broussais ne sont qu'une suite de celles de Brown : il est naturel qu'ils les aiment en faveur de leur origine.

(*Note du traducteur.*)

miné les motifs à l'appui de l'innovation. Si les motifs se trouvent fondés, on conteste le mérite de la découverte; on cherche dans les ouvrages déjà connus quelques passages obscurs, quelques inductions équivoques auxquelles on puisse en faire honneur. C'est ce qui arriva lorsque Harvey eut découvert la circulation. Le sort de M. Broussais a été le même. Il faut convenir que son système est séduisant, même après un examen approfondi; mais combien n'a-t-il pas dû trouver de prosélytes parmi les élèves? La pratique de M. Broussais prouve qu'il n'est point exclusif, comme des amis imprudens voudraient nous le faire croire. Par malheur, il se confie trop dans le zèle de ses partisans; il leur laisse trop souvent le soin d'interpréter ou de commenter ses opinions. C'est pour le coup que je pourrais dire de son système ce que l'on a tant répété de celui de Brown: il est si commode de devenir médecin en quelques jours; on est si heureux de pouvoir s'affranchir de l'autorité des grands maîtres de l'art, que si un homme recommandable s'avance et dit: Les médecins qui m'ont précédé étaient tous dans l'erreur; il n'existe qu'une maladie: voici son remède...., cet homme ne peut éviter de faire de nombreux prosélytes. Je voudrais que M. Broussais recherchât moins les suffrages des jeunes gens. Peut-être sont-ils plus persuadés par le style impétueux de ses écrits, le ton fougueux et déclamatoire de ses leçons publiques, que par la solidité de ses raisonnemens. Si quelque chose devait flatter le réformateur;

si quelque circonstance devait prouver le mérite de ses doctrines, ce serait la conduite de tous les hommes à qui le droit de juger est garanti par l'âge et par le talent. Parmi les praticiens de la capitale, parmi tous les professeurs de l'école, aucun n'a pris la plume pour réfuter les idées de M. Broussais. Après la vogue qu'elles ont depuis quelques années, ce silence ne peut être du mépris. Certain de la capacité de ses juges; pénétré de l'importance du procès, il a eu raison de dire comme le sauveur de la république: *Cùm tacent, clamant; cùm patiuntur, decernunt.*

En attendant que paraisse un jugement officiel et définitif, plusieurs professeurs rendent un hommage secret aux idées fondamentales de la nouvelle doctrine. L'un nie les crises et les métastases; l'autre reconnaît les irritations abdominables pour la cause des *fièvres.* Quoique cela soit dit dans le courant d'une leçon, l'auditoire n'a pas le temps de signaler le tribut qu'on paie à la réforme, parce que le nom de M. Broussais n'est jamais prononcé, et qu'avant de glisser l'insinuation, on commence par protester de son attachement à la médecine hippocratique.

Les élèves n'imitent pas leurs professeurs dans l'observation des bienséances: ils sont franchement broussistes, et ne perdent jamais l'occasion de le prouver. Je me souviens qu'à l'ouverture des cours de cette année, le professeur qui prononçait le discours d'usage dit quelques mots contre les prétentions des novateurs modernes. Comme il désignait assez clairement la doctrine de M. Broussais, il s'éleva dans l'amphithéâtre des trépignemens et des murmures d'improbation qui couvrirent la voix de l'orateur, et l'obligèrent de s'interrompre. *I was present.*

———

Pour faire connaître autant que possible la médecine de Paris, je ne pouvais mieux faire que de consacrer un article particulier aux principaux établissemens où on la pratique. En parcourant les hôpitaux, ma tâche s'est bornée presque toujours à examiner ce que les médecins pensaient de la nouvelle doctrine pathologique. Cette considération prouvera à mon lecteur que, dans l'article que je viens de terminer, j'ai réellement donné des généralités, lorsque je semblais m'occuper de détails.

~~~~~~

L'Hôtel-Dieu.

———

Si je voulais prouver ici la supériorité de notre chirurgie sur celle des Français, je serais très embarrassé d'après l'idée que je me forme de la véritable chirurgie; car ce ne serait qu'entre les chirurgiens anglais et français du second ordre que je voudrais établir un parallèle. Quant aux grands opérateurs, ils semblent croire que celui-là seul mérite la palme qui est le plus téméraire; aussi chaque jour les journaux nous annoncent-ils un
~~~~~~

nouveau tour de force en chirurgie plus fameux que tous ceux qu'on vantait la veille.

M. Park était tout fier d'avoir imaginé qu'il pourrait réunir les deux os de la jambe au seul os de la cuisse, et faire marcher un homme après lui avoir enlevé l'articulation du genou et uné moitié du fémur. Voilà M. Astley-Cooper qui lie l'aorte sur un chien, et n'hésite pas à répéter cette opération atroce sur un homme. L'année dernière, M. Richerand, assisté de M. Dupuytren, pratique la resection des côtes et de la plèvre, et fait prôner pendant vingt-quatre jours son habileté merveilleuse. Le vingt-cinquième, le malade meurt. On se garde bien d'ajouter à l'histoire de l'opération cette particularité, qui est cependant assez importante.

Je suis donc bien loin de croire qu'un bon chirurgien et un grand opérateur soient des expressions synonymes.

Une autre remarque que je ne puis m'empêcher de consigner ici, c'est que ce sont les chirurgiens qui font à Londres la réputation d'un hôpital, tandis qu'à Paris c'est l'hôpital qui fait la réputation de son chirurgien. Une sorte d'émulation et de rivalité, qui existe entre nos maisons de bienfaisance, fait que les administrateurs se piquent d'y attacher les hommes les plus habiles. C'est la place qui chez nous va chercher le talent; à Paris, c'est le talent qui est obligé ordinairement de courir après la place.

Si donc les grands hôpitaux de Paris peuvent nous offrir à leur tête des médecins du premier mérite, les hôpitaux de seconde classe risquent d'être abandonnés à des hommes médiocres; et ceux-ci, arrivés là, sont au *nec plus ultrà* de leur réputation. Car ils auraient beau faire : il est convenu que le chirurgien de l'Hôtel-Dieu est incontestablement le premier homme de sa profession. Il est vrai, que exerçant sur un plus grand théâtre, entouré d'un grand nombre d'élèves dont quelques uns lui forment une véritable clientelle, il a plus d'occasions de faire briller sa dextérité, et les bouches de la renommée sont toujours prêtes à proclamer ses succès. Mais aussi, plus exposé à être jugé de près quand il aspire à la première place, il doit être bien sûr d'une supériorité réelle. Je n'ai donc point été surpris d'entendre nommer M. Dupuytren, successeur de M. Pelletan à l'Hôtel-Dieu, comme le plus grand opérateur de la France. Tout en rendant justice à ses rares talens, j'avouerai que j'ai été par fois tenté de croire que MM. Boyer, Dubois, Richerand, Roux, etc., sont peut-être ses égaux. M. Dupuytren lui-même me paraît être de cet avis sans qu'il s'en doute. Si sa supériorité était bien établie, serait-il aussi jaloux qu'on le dit de la gloire de ses collègues? ne les citerait-il pas volontiers un peu plus souvent? ne serait-il pas le premier à accréditer loyalement ce que leurs méthodes d'opérations ont de louable? Pencherait-il, par exemple, si évidemment à préférer dans la lithotomie la méthode par le haut appareil, plutôt que de convenir avec franchise qu'on ne peut agir plus sûrement que le professeur Boyer, dans sa manière de procéder par l'appareil latéral ?

Comme professeur, M. Dupuytren peut prétendre à juste titre à la prééminence. J'ai admiré sa facilité à s'exprimer dans ses conférences cliniques ; mais n'est-il pas souvent un peu verbeux ? Il ne manque jamais de rendre un compte exact des malades dignes de fixer l'attention des jeunes gens ; et quand la mort survient, il complète l'histoire de la maladie par l'autopsie cadavérique. Cependant j'ai entendu murmurer plus d'une fois que les rapports qui en étaient écrits et rédigés par son ordre savaient taire au besoin ce qui pourrait donner un démenti au pronostic du professeur. Je puis être sans m'en douter, dans le cours de cet ouvrage, l'écho des rivalités particulières ; chaque professeur de Paris a ses prôneurs et ses détracteurs, et la discorde règne habituellement dans la grave assemblée des chefs de la faculté. C'est avec un juste orgueil national que je citerai aux médecins français la confraternité de nos maîtres de Londres, qui savent se rendre justice mutuellement, et, faisant abnégation de tout amour-propre jaloux, ne se disputent jamais la part de gloire (1) qui revient de droit à chacun.

---

(1) Bien que notre projet ne soit pas de réfuter en notes les diverses imputations injurieuses de notre auteur, ce que chaque

Si un vaste hôpital peuplé de malades est la meilleure école de chirurgie, il faut avouer que nous n'avons point en Angleterre d'établissement à comparer à l'Hôtel-Dieu, pour le nombre des salles et des lits. Notre hôpital de Saint-Thomas ne contient que quatre cent soixante lits, et c'est celui qui en contienne le plus. Avant la révolution, l'Hôtel-Dieu pouvait recevoir jusqu'à cinq mille malades. On a sagement réduit ce nombre à deux mille à peu près.

---

lecteur pourra faire selon ses propres sentimens, nous ne pouvons nous empêcher de déclarer ici que nous ne croyons pas aisément que les professeurs de Londres soient meilleurs amis entre eux que les professeurs français, quoique M. Roux, dans son voyage chirurgical en Angleterre, veuille aussi nous l'assurer. Abonnés aux journaux de médecine anglais, nous nous apercevons qu'ils sont souvent, comme les nôtres, des champs de bataille pour ceux dont les opinions ne concordent pas. Mais nous ne voyons pas dans les nôtres qu'un chirurgien s'y soit jamais plaint qu'un de ses confrères ait eu l'impudence de le troubler dans une opération importante par ses croassemens ; l'expression est littérale, comme on en va juger par notre citation de Charles Bell, qui parle en ces termes de la manière indécente dont M. Latta assista à une de ses opérations.

« The first time I operated, there was a gentleman behind me, M. Latta, the same who published a system of surgery. His voice was like *the croak of a Raven*, and could not be lowered to a whisper, etc. etc. »

Nos professeurs se querellent plus poliment ou se battent à l'épée ou au pistolet, les médecins anglais croassent et se boxent : chaque peuple a ses usages.

(*Note du traducteur.*)

Je n'examinerai point si les hôpitaux de médiocre étendue, comme les nôtres, ne sont pas préférables sous tous les rapports. Nous aurions pour nous l'opinion d'un médecin philantrope, Cabanis; mais ce qui est bien ridicule en Angleterre, ce sont les préjugés qui nous empêchent d'adopter le classement des malades dans les salles, d'après la méthode française. Jusques à quand persisterons-nous à ne pas assigner, pour les maladies internes ou externes, des salles séparées? Nous qui distinguons encore le chirurgien du médecin, pouvons-nous ne pas reconnaître l'utilité de cette classification naturelle des malades dans les hôpitaux ?

A peine le médecin a-t-il fini sa visite, que le chirurgien vient faire la sienne ; les malades sont tourmentés par la foule des élèves, et les salles ne désemplissent pas.

Nous prétendons aussi en Angleterre que l'heure la plus propice pour la visite est l'heure de midi. Selon nous, le matin étant le moment où les malades, fatigués souvent d'une mauvaise nuit, goûtent un peu de repos, il serait cruel de le troubler. Les médecins français objecteront sans doute que les exacerbations des paroxysmes dans presque toutes les affections pathologiques ayant lieu en effet pendant la nuit, c'est justement le matin qu'il faut arriver au lit du malade pour mieux juger de son état. Il est bien difficile de rien établir de positif sur une pareille question. Telle maladie exige d'être observée le matin, telle autre à midi; et il en est qu'il serait plus convenable et plus médical d'étudier le soir. Je crois que le médecin qui voit le plus souvent ses malades est celui qui suit la meilleure méthode. Je n'hésite donc pas à me déclarer pour les médecins français. Les nôtres ne se piquent pas de la même exactitude dans les hôpitaux; à peine s'ils viennent régulièrement trois fois la semaine dans leurs salles, comme l'exige l'administration. Les seconds d'un médecin ou d'un chirurgien en chef de Londres suppléent un peu trop souvent ceux qui retirent les émolumens de la première place.

J'entends par émolumens les rétributions que paient à nos médecins les élèves qui désirent suivre leur clinique : car nos hôpitaux ne leur donnent pas comme en France des appointemens fixes.

On ne peut nier qu'en général les hôpitaux de Paris ne soient bien administrés; quand on compare surtout l'Hôtel-Dieu d'avant la révolution à l'Hôtel-Dieu d'aujourd'hui, on apprécie tous les avantages d'une bienfaisance éclairée. On comptait jadis jusqu'à huit malades dans un même lit, et souvent deux ou trois de ces malheureux avaient déjà cessé de vivre. Véritable réceptacle de toutes les douleurs, aucun hôpital ne réalisait mieux la peinture énergique que trace à l'ange Adam Michel, d'un de ces rendez-vous des misères humaines, pour lui représenter les différentes formes sous lesquelles la mort viendra s'offrir à sa triste postérité (1).

---

(1). . . . . Immediattely a place
Before his eyes appeared, sad, noisom, dark,
A lazar-house it seem'd ; wherein were laid
Numbers of all diseases ; maladies
Of gastly spasm, or racking torture, qualms
Of heart sick agony, all feverous kinds,
Convulsions, epilepsies, fierce catarrhs,
Intestin stone, and ulcer, cholic-pangs,
Dœmoniac phrenzy, moping melancholy ;
And moon-struck madness, pining atrophy,
Marasmus and wide-wasting pestilence,
Dropsies, and, asthmas and joint-racking rheums.
Dire was the tossing ; deep the groans ; despair
Tended the sick busiest from couch to couch :
And over them triomphant death his dart
Shook, but delay'd to strike, though oft invok'd
With vows, as their chief good and final hopes.
Sight so deform what heart of rock could long
Dry-eyed behold ? Adam could not and wept,
Though not of woman born, compassion quell'd
His best of man, and gave him up to tears
A space, till firmer thoughts restrain'd excess
And scarce recovering words his plaint renew'd.

(Parad. lost, book. XI.)

Aussitôt les yeux d'Adam découvrent un vaste édifice aux salles obscures et infectes, comme celles qui servaient d'asyle aux lépreux. Des malheureux atteints de toutes les maladies y sont entassés : on y voit les spasmes convulsifs, et les douloureuses défaillances de l'agonie ; les fièvres brûlantes, l'épilepsie aux yeux hagards, la toux pénible, des catharres, la pierre cruelle, les ulcères livides, les coliques déchirantes, la frénésie furieuse, la

Aujourd'hui le nombre des lits est réduit pour chaque salle de l'Hôtel-Dieu d'après les dimensions combinées de sa largeur et de sa longueur ; une active surveillance entretient l'ordre et la discipline , et ne laisse rien à désirer pour la propreté et la salubrité générale.

Avant de parler de la visite des médecins, je dois dire quelques mots des élèves qui font le service de l'hôpital.

Les élèves externes sont choisis annuellement par les médecins et chirurgiens, après avoir subi des examens, et répondu par écrit à certaines questions qui leur sont proposées. Le droit de faire des pansemens ne se paie pas comme à Londres ; le nombre des externes n'est pas limité. Lorsque je fus à l'Hôtel-Dieu pour la première fois, ils étaient plus de cent. Ils ont donc si peu

---

mélancolie au front rêveur , la folie aux yeux égarés , l'atrophie insensible et mourante , le marasme , l'hydropisie , l'asthme suffocant , le rhumatisme et ses nodosités, et la peste enfin étendant en tous lieux ses ravages. Partout retentissent de cruels gémissemens , partout la douleur porte ses coups. Le désespoir erre de lit en lit, et la mort triomphante plane sur tous ces infortunés en agitant son glaive homicide; elle tarde encore à frapper, sourde aux cris de ceux qui l'invoquent comme leur unique bien, leur dernière espérance.

A cette scène d'horreur quel cœur de rocher eût pu retenir ses larmes ? Adam laissa échapper les siennes. Quoiqu'il n'eût pas été conçu dans le sein d'une femme, la pitié l'emporta sur la dignité de l'homme ; il pleura jusqu'à ce que , reprenant de plus fortes pensées, il recouvra avec peine la parole.

de chose à faire, que ces places ne sont guère importantes ni avantageuses, si ce n'est qu'elles obligent ceux
qui les occupent à l'assiduité auprès du professeur, et
leur donnent le droit d'aspirer un jour à des emplois
plus élevés dans les hospices.

Les élèves internes peuvent être comparés à nos
house-surgeons. Ils sont élus parmi ceux des externes
qui ont donné pendant deux ans des preuves de zèle
et de capacité.

Les élèves internes sont destinés au service de tous
les hôpitaux indifféremment. Leur nombre est borné; il
y en a vingt à-peu-près pour l'Hôtel-Dieu : ils y ont
leurs chambres, y sont nourris, et reçoivent en outre
un salaire d'environ vingt guinées chacun. On trouve
toujours un de ces messieurs dans la salle de garde pour
être présent à la réception des malades arrivans, et porter secours au besoin, s'il survient quelque accident.

Il n'y a que les élèves internes et externes dont l'éducation médicale soit surveillée, et qui puissent
prendre une part active dans la pratique des hôpitaux;
tous les autres étudians ne sont que simples spectateurs:
mais tous, sans aucune rétribution, sans carte d'entrée, sans cérémonie préalable, peuvent s'introduire à
toute heure du jour dans les salles pour suivre les visites, assister aux opérations, et examiner par eux-
mêmes l'état de tous les malades.

Il ne m'est guère possible de décrire la discipline
des hôpitaux français sans dire en même temps quelque chose de ceux de Londres. A Paris, aucune des

places du service des malades ne s'achète ; elles sont toutes données à ceux qui prouvent leurs progrès dans l'étude. Les élèves externes, qui ne font qu'appliquer les plus simples pansemens, ne sont admis qu'après un examen qui atteste qu'ils ont profité de l'entrée gratuite des salles de clinique; et ce n'est qu'après une espèce de noviciat comme externes, qu'ils peuvent aspirer aux grades d'élèves internes.

D'après le mode d'administration de nos hôpitaux en Angleterre, un système semblable ne serait guère propre à être adopté sans modification. Mais ne pourrions-nous pas du moins introduire certaines améliorations? Pourquoi un jeune homme qui veut acheter le droit de faire des pansemens l'obtiendrait-il sans passer par des épreuves nécessaires? J'ai connu un de nos internes qui, arrivant de son village, ne savait de la médecine que ce que peut en apprendre dans quinze jours la manipulation du pilon et du mortier. Il ne laissa pas d'être admis pour son argent dans un des premiers hôpitaux de Londres, où le sort lui adressa, pour son début, une plaie à la tête, l'appareil d'une fracture, et l'examen d'une hernie étranglée.

Quelque maladie qui lui fût confiée lorsqu'il était de service, il la suivait lui seul sans scrupule; et je l'ai vu répéter journellement l'introduction d'une bougie dans un canal de l'urètre, affecté de retrécissement et d'inflammation. Ne rougissons pas de convenir, avec les médecins français, que l'office d'interne dans un hôpital n'est pas sans importance, et qu'on ne devrait le conférer qu'à ceux qui ont au moins suivi un cours d'anatomie, et assisté quelque temps aux visites d'un praticien.

C'est le matin à six heures, même dans le plus fort de l'hiver, que M. Dupuytren commence sa visite. Il la fait toujours sans précipitation, écoutant attentivement les plaintes des malades et les rapports des infirmiers, et ne la termine guère qu'à neuf heures, pour se rendre dans l'amphithéâtre des leçons cliniques.

Les leçons cliniques des hôpitaux de Paris les rendent bien supérieurs à ceux de Londres, pour l'enseignement. Les professeurs français dirigent l'attention des étudians sur les cas importans et individuels; ils expliquent toujours le motif qui leur a fait adopter tel traitement plutôt que tel autre, et, en un mot, ne laissent rien échapper de ce qui peut être utile dans la pratique.

M. Dupuytren, digne successeur de tous les grands chirurgiens qui l'ont précédé à l'Hôtel-Dieu, est le professeur le plus suivi de Paris. Rien ne peut lasser son zèle et son exactitude; les élèves internes et externes, rangés autour de lui, lui rendent compte des malades dont ils sont chargés, et l'assistent dans les opérations et les autopsies. L'entrée libre de l'Hôtel-Dieu accordée à tous les étudians; la réputation méritée du professeur, la préférence qu'obtient généralement aujourd'hui la chirurgie sur la pratique médicale, tout contribue à attirer dans les salles une foule de jeunes gens dont la plupart, par malheur, voulant tout voir à la fois pour ne profiter de rien, troublent ceux qui désireraient s'instruire avec ordre et méthode (1). Les opérations se font souvent sans trop de cérémonie, et même sans transporter le malade dans l'amphithéâtre. Mais toutes les fois que M. Dupuytren peut concilier le bien-être du malade avec l'instruction des élèves, il a soin de prévenir la veille, et d'exposer à tous les regards son adresse à opérer; des applaudissemens unanimes lui témoignent souvent l'admiration qu'excitent presque tous ses habiles procédés (2).

---

(1) Pour remédier à cet inconvénient, l'on a, depuis quelques mois, fait distribuer des cartes qu'il est nécessaire de représenter chaque jour au concierge de l'Hôtel-Dieu pour y être admis. Cette mesure est insignifiante si la distribution des cartes s'est faite sans distinction; elle serait arbitraire si des privilégiés avaient seuls pu en avoir. Que dire d'une autre mesure que l'on a regardée comme le complément de la première? Il est défendu à tout clinicien d'interroger ou d'observer un malade, tant que le professeur n'est pas arrivé à son lit; ce n'est qu'à ce seul moment qu'on a le droit de s'en approcher. Le plus souvent le corps du professeur cache plus qu'à moitié son malade; et sur une centaine d'élèves qui forment un groupe compact autour de lui, si quelques uns peuvent profiter de ses observations, ce ne sera sans doute que ceux qui, plus familiers avec les exercices du gymnase qu'avec les études de la faculté, sauront gagner les premières places à la course ou grimper lestement sur les épaules de leurs voisins.

(*Note du traducteur.*)

(2) M. Dupuytren est sans doute l'un des professeurs dont le *fashionable whispering* a le plus choqué l'auteur. C'était probablement à lui qu'il pensait, lorsqu'au chapitre III il se promettait de

On ne peut qu'approuver les excellens principes des chirurgiens français sur la hernie étranglée. Ils ne s'a-

---

blâmer quelques orateurs qui ménagent leurs poumons au point de ne pas être entendus par le quart de leur auditoire. Néanmoins M. Cross a oublié sa promesse ; et puisque j'ai dû réparer ses oublis, je demande la permission de dire quelques mots sur certaines habitudes du chirurgien en chef de l'Hôtel-Dieu. M. Dupuytren a en médecine quelques idées assez singulières ; mais celles qu'il a en politesse ou en étiquette sont beaucoup plus singulières encore. Dans les leçons qu'il fait à l'École de Médecine comme dans ses conférences de l'Hôtel-Dieu, pendant qu'il débite à voix basse et avec une incroyable volubilité des paroles que l'on a beaucoup de peine à entendre, il est toujours assis sur sa chaise à la manière de madame de Staël, c'est-à-dire qu'il tourne le dos aux personnes qui l'écoutent. Jaloux de ses prérogatives de maître, il avait long-temps tenu rigueur contre l'insubordination des élèves : l'hiver dernier, pendant que le thermomètre était à 16 au-dessous de zéro, M. Dupuytren s'éloignant du lit d'un malade s'aperçut que, parmi les cliniciens qui l'entouraient, l'un d'eux avait son chapeau sur la tête : il s'arrête devant lui en le regardant fixement, et d'un coup de main il lui envoie son chapeau à dix pas. L'inconnu, sans être étourdi par une telle vivacité, considère phlegmatiquement le professeur, qui était couvert, et lui fait subir la loi du talion. Toute la scène se passa en pantomime ; la surprise ou la satisfaction avait rendu muets les deux champions ; tous deux se hâtèrent d'aller ramasser leurs coiffures, et ils se saluèrent poliment avant de se séparer. L'on dit pourtant que le professeur en garda rancune, et qu'il chercha à connaître l'audacieux pour le punir par une *queue*. Par malheur il n'était plus sujet à la terrible épreuve ; il était docteur d'une autre faculté. Depuis cette époque M. Dupuytren a eu la précaution de ne jamais garder son chapeau. Il a pensé sagement que, pour avoir le droit d'enseigner la politesse aux autres, il fallait commencer par prêcher d'exemple.

(*Note du traducteur.*)

musent pas à droguer les malades et à retarder l'opération jusqu'à ce qu'il n'y ait plus de chances de succès
en la pratiquant. La hernie étranglée peut être divisée
en chronique et en aiguë, comme toutes les maladies
dans lesquelles le danger et la difficulté du traitement
sont estimés suivant les progrès lents ou rapides de
l'inflammation locale ; mais, bien qu'il soit ici préférable d'agir plus tôt que plus tard, le chirurgien trop
pressé d'opérer se prépare des regrets. Les hommes
de notre art sont en général trop exclusifs et trop amis
des extrêmes. C'est à leurs yeux une méthode trop
simple que le taxis pour réduire une hernie étranglée.

Il n'y a pas long-temps qu'après l'opération de la hernie, les chirurgiens de France ne cherchaient que bien
rarement à réunir les lèvres de la plaie par *première
intention*. Les communications entre les deux nations
avaient été si difficiles pendant vingt ans d'une guerre
continuelle, que de grands obstacles s'étaient opposés
à l'importation des choses utiles d'un royaume à l'autre.

Les chirurgiens de Paris, qui sont venus à Londres
dans ces derniers temps, n'ont rapporté chez eux qu'une
bien faible partie de ce qu'il y a de meilleur dans la
chirurgie anglaise : le traitement des malades avant et
après les opérations, la cure des affections locales par
des moyens constitutionnels, l'art d'apaiser l'inflammation en diminuant la chaleur de l'organe, et l'usage
de l'emplâtre agglutinatif pour les ulcères, les plaies
récentes et les plaies à bourgeons charnus.

Les chirurgiens d'hôpital sont particulièrement intéressés à procurer l'immédiate réunion après une opération, puisque c'est un moyen de diminuer les chances de la *gangrène d'hôpital*. Aussi a-t-on vu cette maladie se déclarer à l'Hôtel-Dieu lorsque, par les suites de l'invasion de l'Europe en France, le nombre des malades y fut porté au double.

Les chirurgiens français comptent peu sur les moyens internes pour arrêter les progrès de la gangrène. Ils prétendent qu'ils sont pour le moins insuffisans, si toutefois ils sont efficaces. Je rendais raison à M. Dupuytren de la pratique et des opinions de nos chirurgiens à ce sujet; il me répéta pour toute réponse que, quant à lui, il n'espérait rien ou bien peu de chose des remèdes internes, et ne croyait qu'à la vertu des applications locales.

La même assertion se trouve dans l'ouvrage de M. Delpech, qui admet pourtant que la gangrène d'hôpital est une maladie constitutionnelle et contagieuse: ce qui me semble contradictoire (1). L'expérience cependant mérite d'être écoutée; et les Français ont eu de fréquentes occasions d'observer cette maladie, tant dans leurs hôpitaux civils que dans leurs hôpitaux militaires.

Les acides végétaux et minéraux délayés sont les

---

(1) Mémoire sur la complication des plaies et ulcères, connue sous le nom de pourriture d'hôpital; par Joseph Delpech, professeur de la faculté de Montpellier. Paris, 1815.

applications locales employées dans les cas peu intenses. J'ai vu aussi M. Pelletan à Paris et M. Fages à Montpellier arrêter les progrès du mal par la poudre de charbon ; mais le cautère actuel est le seul moyen qui ait été d'une efficacité reconnue dans la pourriture d'hôpital bien caractérisée. Le fer est appliqué tout rouge, de manière à produire une escarre sur tous les points ulcérés de la plaie.

Le *cautère actuel* cause des douleurs insupportables ; et il y a quelque chose de si barbare dans son usage, qu'il est à présumer qu'un chirurgien ne se décidera à y avoir recours que pour sauver la vie ou pour améliorer évidemment l'état d'un malade. Ce n'est pourtant pas dans la seule pourriture d'hôpital que les Français s'arment de ce terrible remède.

L'art d'appliquer le feu méthodiquement a paru digne, à un professeur de Paris, d'être l'objet d'une doctrine et d'une règle fixe. M. Percy est celui à qui la chirurgie doit la pyrotechnie ou l'art d'appliquer le feu, etc. Le succès de cet ouvrage était garanti par le nom de son auteur, qui réunit les trésors de l'érudition la plus vaste à une expérience consommée, acquise au milieu des camps et des champs de bataille.

Nous avons déjà vu que la visite et les leçons de M. Dupuytren attirent plus d'élèves que les salles de médecine et les conférences des médecins de l'Hôtel-Dieu. Je crois que je pourrai trouver les véritables motifs de cette préférence. L'on sait avec quelle sagacité les assemblées nombreuses jugent toujours les personnes et les choses. Cette observation est d'une vérité éternelle, mais elle souffre quelques modifications quand on l'applique à l'auditoire des cours académiques. En effet, dans un théâtre, autour d'une tribune, la poésie ou l'éloquence parle à tous les spectateurs, parce qu'elle s'adresse aux sentimens. Le langage des sciences ne peut être compris que par les adeptes, et dans leur enseignement il s'agit moins de persuader que de convaincre. Obligé de s'interdire l'action, la chaleur et les mouvemens oratoires, que resterait-il au professeur pour agir sur la multitude? Il y a donc quelques connaissances préliminaires qui sont indispensables à tous les auditeurs d'un cours académique : à cela près ils jugent d'instinct tout comme les assemblées populaires. Questionnez plusieurs élèves : demandez-leur pourquoi les cours d'un tel professeur sont suivis avec tant de zèle, au lieu que la salle est toujours déserte quand tel autre fait les leçons? Quelques uns répondront qu'ils s'instruisent mieux en écoutant celui qu'ils préfèrent; mais la plupart vous diront que ce professeur leur plaît mieux que l'autre. Pour moi, j'ai une telle confiance dans ces sortes de jugemens, que si l'on pouvait dresser des tables journalières constatant le nombre des élèves qui assistent à chaque cours, au bout de quelques années l'on trouverait exprimé par des chiffres le rang que chaque maître devrait occuper dans un tableau où on les rangerait tous d'après leur talent comme professeurs. Toutefois ce calcul serait entravé par la difficulté d'apprécier exactement toutes les circonstances capables de faire varier le nombre des auditeurs. A l'Hôtel-Dieu les circonstances sont sensiblement égales pour les leçons cliniques de médecine et de chirurgie: elles se font aux mêmes heures et dans le même lieu; les causes de la préférence doivent donc être toutes cherchées dans le mérite respectif des professeurs. Il faut en convenir: l'Hôtel-Dieu ne possède aucun médecin qui ait dans sa partie la supériorité qu'a M. Dupuytren dans la sienne. Cette vérité est par le fait démontrée depuis long-temps; et, si j'ose l'exprimer aujourd'hui, la théorie que je viens de développer me garantit du soupçon de légèreté. Qu'on ne vienne pas me dire que l'assiduité des élèves aux leçons et à la visite de M. Dupuytren est une conséquence de la prédilection qu'on a dans la capitale pour la chirurgie à l'exclusion de la médecine; j'ajouterais à mes preuves en citant l'exemple de la *Charité*, où l'on observe une préférence contraire.

Parmi les neuf docteurs qui portent le titre de médecins de l'Hôtel-Dieu, quatre seulement font leurs visites dans les salles de la clinique interne. Le temps de leur service revient une fois par an et dure trois mois pour chacun. Désireux de connaître tous les hôpitaux de Paris, je n'ai pu fréquenter l'Hôtel-Dieu assez long-temps pour voir se succéder tous les professeurs de clinique. Cependant, si je dois en croire l'opinion générale, j'ai peu à regretter de ne pas avoir suivi celle de M. Asselin. On m'a dit que ce professeur ne faisait jamais de leçon, et même que sa visite était peu profitable pour les élèves, parce qu'il ne s'arrêtait pas un seul instant pour leur dire quelques mots de la maladie, ou leur expliquer les motifs du traitement qu'il ordonnait. Pour les trois autres professeurs, je ne serai point l'écho de la renommée : je raconterai ce que j'ai vu ; et si je me trompe comme elle, je serai du moins excusable, puisque je ne joindrai pas la malice à l'erreur.

M. Récamier me semble avoir trop d'imagination pour un médecin. L'extrême vivacité de son esprit se montre dans toutes ses actions. En faisant sa visite, je l'ai vu quelquefois interrompre l'examen d'un malade, revenir à un autre auprès duquel il ne s'était d'abord arrêté qu'un instant ; entamer une dissertation à propos de quelque particularité qu'il avait négligée d'observer ; élever graduellement la voix en discutant quelques points de doctrine ; enfin, par la fougue et la chaleur de son débit, convertir en arène polémique le séjour du silence et de la douleur.

Le dernier ouvrage de M. Broussais était à peine publié, que M. Récamier devint le plus zélé de ses partisans. Dans l'enthousiasme de son admiration, rien ne pouvait exprimer, selon lui, la reconnaissance que la médecine devait au réformateur. Après l'avoir prôné hautement, le meilleur tribut qu'il pouvait lui payer était d'appliquer ses préceptes dans l'exercice de son art. Certes si M. Récamier n'eût imité de M. Broussais que la sagacité avec laquelle il fait l'application de sa doctrine au lit du malade, il se serait épargné d'apprendre par expérience que dans toutes les révolutions la raison abandonne le drapeau des partis, quoiqu'elle en eût d'abord dicté la devise. En adoptant d'une manière exclusive un traitement débilitant, M. Récamier ne considéra pas assez combien les malades de l'Hôtel-Dieu diffèrent de ceux du Val-de-Grâce. Dans l'hôpital militaire il n'y a que des adultes endurcis par le métier des armes; dans l'hôpital civil ce sont des femmes, des vieillards, ou des hommes affaiblis par la misère et le séjour d'une ville immense. Traiter tous ces malades par des émissions sanguines et des boissons mucilagineuses, c'était se préparer des regrets; et maintenant il y a de l'injustice à accuser la nouvelle doctrine des inconvéniens qu'elle n'a jamais causés quand elle a été bien comprise.

Outre la percussion d'après la méthode d'Avrenbrugger, M. Récamier se sert, pour explorer la poitrine, d'un instrument que les Français appellent le cornet acoustique de Laennec. Tout le monde connaît cet instrument en Angleterre, et nous savons bien que s'il fallait le désigner par le nom de son inventeur, il ne porterait pas celui d'un médecin français.

M. Récamier parle avec facilité; son instruction médicale est profonde, mais ses leçons manquent d'ordre et de méthode. La matière en est trop variée, parce que les idées se succèdent dans sa tête avec une rapidité étonnante. Son esprit ardent l'entraîne dans des divagations et dans des discussions oiseuses.

La nature aime les contrastes : le hasard a bien imité la nature en réunissant deux hommes de caractère si opposé. Autant M. Récamier est vif et fougueux ; autant M. Husson est froid et méthodique. A la place du ton tranchant du premier, nous trouvons une hésitation perpétuelle. Ce n'est pas la sage neutralité, l'attente observatrice du doute philosophique, c'est l'indécision de la timidité. Avec ce caractère on voit déjà que M. Husson n'élevera jamais la voix. S'il fait observer quelque chose au lit du malade, il ne le donnera que sous forme d'insinuation. Le traitement qu'il prescrit annonce dans ses idées pathologiques une fluctuation et un vague bien manifeste. D'un lit à l'autre, et même dans l'espace de temps nécessaire pour formuler une prescription, il s'est opéré quelque changement dans ses opinions sur la maladie qu'il observe. Il vient de prescrire des antiphlogistiques à ce malade ; celui d'après sera traité par les excitans : un peu plus loin il combinera les deux méthodes. En suivant sa pratique je louai d'abord cette sagesse apparente, et je me félicitais de trouver un médecin qui ne fût pas exclusif ; mais les conférences de M. Husson, et une observation attentive des malades que je lui voyais soigner, me firent bientôt changer d'opinion sur son compte. Nous avons déjà vu combien la doctrine de M. Broussais était généralement répandue ; ce géant est partout : et si chaque écrivain, chaque professeur ne s'humilie pas devant lui, il se croit du moins obligé de rompre quelques lances contre son armure. En écoutant M. Husson, on peut se convaincre qu'il a toujours le géant devant les yeux : il le craint, mais il n'ose le combattre ni lui faire hommage.

M. Petit ne fait jamais de leçons dans la salle destinée aux conférences. En revanche il met un zèle et une complaisance extrême à faire remarquer aux élèves tout ce que les malades peuvent présenter d'intéressant. Il écoute leurs idées sur la maladie, et leur communique les siennes. La doctrine de M. Broussais est l'objet éternel de ses conversations ; presque toutes celles que j'ai entendues pouvaient se réduire à ceci : Est-elle ou n'est-elle pas applicable dans le cas qui nous occupe ? Ce respect pour les opinions nouvelles est une grande preuve de bonne foi. On le croira sans peine quand on saura que M. Petit est l'auteur d'un ouvrage intitulé : Essai sur la fièvre entéro-mésentérique. M. Broussais a tourné au profit de sa doctrine les observations faites par M. Petit ; et dans son *Examen* il a établi que les irritations abdominales étaient la cause de ce que celui-ci appelait une fièvre nouvelle. Excepté la désignation du siége du mal, il a tout critiqué dans l'ouvrage qu'il analysait : la théorie et le traitement. M. Petit a su se garantir des conseils de l'amour-propre offensé. Malgré tout le mal que M. Broussais a dit de son livre, il ne s'est pas obstiné à fermer les yeux sur les découvertes de l'auteur des phlegmasies chroniques. Néanmoins sa conversion aux idées nouvelles est bien loin d'être complète. Quoiqu'il fasse un usage fréquent du julep béchique ; quoiqu'il mette

quelquefois en usage les émissions sanguines, la diète
et les adoucissans, il n'a pas cessé d'explorer l'abdomen
des malades pour y chercher des fièvres entéro-mé-
sentériques : on sait quel remède il leur oppose. D'ailleurs je ne lui ai jamais vu employer un traitement
antiphlogistique pur ; il était toujours mêlé de quelque
médication excitante. Les demi-mesures, la combinaison des moyens contraires, sont peu favorables au
salut des malades, et doivent perpétuer les incertitudes
sur la nature des maladies.

La Charité.

C'est dans cet hôpital consacré au cours de clinique
interne, que de nombreux élèves se sont formés jadis
sous le professeur Corvisart : ses leçons sur les maladies organiques du cœur et des gros vaisseaux, aussi
bien que ses ouvrages riches d'une collection curieuse
de faits, ont éclairé ce point de la science encore
obscur jusqu'à lui. C'est à M. Corvisart qu'est due
la traduction du traité d'Avenbrugger sur la percussion de la poitrine, méthode dont le traducteur a tiré
les plus heureux résultats pour perfectionner le
diagnostic des affections de la cavité thorachique. Aussi
la percussion de la poitrine n'est-elle jamais oubliée
depuis lui dans la pratique des hôpitaux français.
M. Corvisart, grand partisan de la médecine d'observa-

tion, conseillait aussi de ne regarder comme la véritable physiologie que la physiologie pathologique, toujours en garde contre les trop faciles inductions par ana-logie , et non cette physiologie systématique qui suppose souvent et qui explique toujours.

Une salle de la Charité était spécialement destinée à réunir jusqu'à cinquante malades choisis dans tous les hôpitaux de Paris, pour présenter aux élèves des cas dignes de leur attention, et au professeur des sujets de leçons toujours intéressans. M. Corvisart a disparu, et la bonne clinique médicale avec lui. M. Leroux aurait besoin d'un talent plus brillant pour occuper dignement la place de l'archiatre de Napoléon.

Deux médecins non attachés à l'école font conjointement le service de l'hôpital de la Charité; M. Lerminier, assez volontiers polypharmaque, a beau compliquer ses formules de toutes les façons : il ne persuadera pas qu'il suffise de bien connaître sa matière médicale, pour être un grand médecin. Il se contente, du reste, de faire sa visite sans trop s'occuper de ceux qui la suivent, et laisse à M. Fouquier le soin de faire tous les matins une petite leçon clinique dans une espèce de grenier arrangé en amphithéâtre. C'est là que les élèves internes lui rendent compte de l'état des malades nouveaux venus, et que M. Fouquier, récapitulant tous les principaux symptômes, explique les motifs du traitement qu'il a jugé à propos d'employer. L'élocution de M. Fouquier n'a rien de séduisant : cependant il se fait écouter; il n'a pas besoin de descendre de bien haut pour se mettre à la portée des jeunes gens. Sa médecine est sage, mais un peu timide ; ses tâtonnemens annoncent du moins de la modestie. Je regarde M. Fouquier comme un bon médecin ; mais je doute qu'il soit jamais un grand professeur, quoiqu'il s'exerce à faire un cours de pathologie théorique, indépendamment de ses conférences de tous les matins.

La chirurgie de la *Charité* mérite bien une mention particulière, quand c'est un opérateur comme M. Boyer qui en est le chef. J'ai déjà cité son Traité d'anatomie : son Traité des maladies chirurgicales doit être considéré comme le plus complet des ouvrages français écrits sur ce sujet. L'histoire de chaque affection y est exposée avec une exactitude et une fidélité qui nuit un peu à la précision, ce cachet du génie. Malheureusement M. Boyer a besoin d'interprète pour exprimer ses idées, car il n'écrit pas mieux qu'il ne parle ; ce qui donne à M. Roux, son suppléant, l'avantage d'être mieux goûté que lui, lorsqu'il s'agit de l'enseignement clinique. M. Boyer se repose le plus souvent sur M. Roux du soin de sa pratique à l'hôpital, et celui-ci se montre digne de cette confiance, sinon par son éloquence, du moins par son assiduité, son zèle pour l'instruction des élèves, et son adresse dans les opérations. Malheureusement M. Dupuytren, disposant en despote des malades qui se présentent au bureau central d'admission, se garde bien d'envoyer à la Charité aucun des cas rares qu'il réserve pour l'Hôtel-Dieu. Si la pratique de M. Roux n'est pas aussi brillante que celle de M. Dupuytren, ses leçons cliniques n'en sont pas moins très profitables à ceux qui les suivent, parce qu'il se pique d'être toujours très élémentaire, comme doit l'être tout professeur qui s'adresse à un grand nombre d'étudians. J'exposerai librement mes remarques sur la Charité comme sur l'Hôtel-Dieu.

La première fois que j'allai à la Charité, sur cinquante-trois malades que je vis dans la salle des hommes atteints de maladies chirurgicales, il y avait cinq cas de rétrécissement de l'urètre, et trois ou quatre lésions des testicules. Or, dans le traitement de la première espèce de ces deux affections, la bougie caustique est proscrite généralement en France. C'est une méthode barbare et dangereuse, s'écrient tous les chirurgiens! L'ont-ils jamais essayée? Ils répondent franchement que non. Un M. Petit a bien osé enfin adopter la bougie caustique, et l'Institut a donné des éloges à l'ouvrage où il la préconise, mais où il a bien soin d'ajouter qu'il a perfectionné ce moyen de guérison emprunté à l'Angleterre. Cette épithète de perfectionnée est très commode pour les Français, quand ils n'osent pas s'approprier tout-à-fait nos découvertes : nous verrons si le perfectionnement de M. Petit propagera l'usage de la bougie anglaise.

En attendant, la méthode française pour traiter la plupart des cas de rétrécissement ne me paraît guère plus douce que la nôtre, et je n'ai pas toujours vu réussir la *sonde conique*.

La guérison est plus prompte : voilà le grand argument des chirurgiens de Paris ; et M. Roux m'a assuré qu'il n'avait jamais resté long-temps à apaiser et à détruire entièrement toute inflammation ou irritation urétrale. Je lui ai entendu citer toutefois deux cas assez funestes, dans une de ses leçons cliniques. Dans l'un c'était vainement qu'un chirurgien avait voulu, au bout de trois jours, remplacer la sonde conique d'argent par la sonde de gomme élastique; et il s'aperçut, au milieu de ses tentatives, qu'un second passage paraissait avoir été ouvert. Bientôt survint l'infiltration de l'urine, l'inflammation, la gangrène des parties, et la mort. Le second cas ressemblait assez au premier : l'inflammation du péritoine fut la cause immédiate de la mort. et il fut constaté que l'instrument avait passé entre le pubis et la partie antérieure de la vessie.

Je serais avec raison taxé de présomption si je contredisais sans ménagement les opinions et la pratique d'un grand nombre d'hommes expérimentés dans leur état ; et je suis loin de prétendre qu'il n'y ait point de cas où la *sonde conique* puisse être utile; mais je crois pouvoir assurer que les chirurgiens français l'emploient avec trop peu de discernement, et que dans leur pratique ils semblent confondre toutes les espèces d'obstacles qui s'opposent à l'écoulement libre de l'urine, le spasme, l'irritation, l'inflammation du canal, l'affection de la glande prostate et les rétrécissemens cartilagineux de longue date. Si la sonde conique est jamais un bon moyen, c'est dans la dernière de ces circonstances, quand elle est surtout accompagnée de fistules au périnée. C'est ici que tous les chirurgiens qui sont familiarisés avec le traitement des maladies de l'urètre savent fort bien agir à-peu-près comme les Français. Il est des cas où John Hunter faisait force avec la sonde d'argent, et détruisait l'obstacle. Dans un exemple de rétrécissement ancien compliqué de fistule au périnée, j'ai vu M. Pearson (qui ordinairement est aussi prudent qu'heureux) prendre une sonde d'acier, et l'introduire petit à petit et forcément dans la vessie, en ayant bien soin d'en suivre en quelque sorte le trajet avec l'aide de son doigt placé dans le rectum.

M. Astley Cooper, qui connaît depuis long-temps la sonde conique de Boyer, me citait dernièrement un cas dans lequel il jugea convenable de s'en servir. Il s'agissait d'une fistule au périnée et d'un rétrécissement très ancien ; le malade souffrait beaucoup, mais la rétention d'urine n'était pas compète : il était impossible d'introduire un instrument dans le canal avec les ménagemens ordinaires. Aussitôt que M. Cooper fut parvenu à la vessie avec la sonde conique, il la retira et put introduire une sonde commune, qu'il laissa dans le passage. Il faut toute l'expérience et l'habileté d'un grand chirurgien pour excuser ces modes de traitement, et nos professeurs se gardent bien d'armer leurs jeunes élèves d'un instrument aussi redoutable et avec lequel ils feraient plus de mal en peu de temps qu'ils ne pourraient faire de bien dans toute leur vie.

Introduire une sonde de gomme élastique dans l'urètre, voilà le but auquel tendent les Français dans tous les cas de rétrécissement ; et c'est en laissant cette sonde dans le passage qu'ils obtiennent la guérison. J'ai été surpris du peu de gêne qu'éprouve le malade de la présence de cet instrument dans le canal. On en introduit un autre tous les quatre ou cinq jours pour aller toujours d'une plus mince à une plus grosse. Sans ce motif on pourrait laisser en place le premier pendant quinze jours et trois semaines, la seule chose à craindre étant l'incrustation qui se forme, tantôt plus vîte, tantôt plus lentement, autour de son extrémité. On juge de ses progrès par la liberté plus ou moins grande de l'écoulement de l'urine ; aussi M. Roux observe-t-il que la même sonde de gomme élastique peut être maintenue tant que les jets de l'urine se succèdent sans interruption.

Ces sondes se fabriquent à Paris dans toutes les dimensions, depuis celle marquée n° 12 jusqu'aux n°ˢ 1 et 2, qui sont les plus petites que nous puissions nous procurer en Angleterre ; ces dernières sont si minces, que j'avais toujours cru au danger de les voir se briser, jusqu'à ce que j'aie vu la manière dont on les fabrique. M. Féburier, rue du Bac, n° 51, est celui chez qui on trouve les meilleures. Je ne puis m'empêcher de dire ici que nos manufacturiers de

Londres n'en font pas de moins bonnes. Pourquoi donc les importons-nous de la France? C'est la cherté des nôtres et le bon marché de celles du continent qui doivent nous l'expliquer, puisque, malgré le droit d'entrée de soixante pour cent, les secondes viennent encore à meilleur compte que les premières.

Le prix de ces instrumens, chez nous, est aussi une raison du rare usage que nous en faisons dans nos hôpitaux. Mais, j'en demande pardon aux chirurgiens français, il faut ajouter que ce moyen de guérison ne mérite pas toujours les éloges qu'ils lui donnent.

Les chirurgiens français ne peuvent faire sur les rétrécissemens de l'urètre la même remarque qu'ils font sur les anévrismes, dont ils prétendent que l'Angleterre fournit plus d'exemples que la France. Cette observation, si elle est vraie, sera une excuse favorable, si je leur déclare que leurs opérations sur les artères ne sont pas la partie brillante de leur pratique chirurgicale. Le mode d'opérer l'anévrisme de l'artère poplitée proposé par Hunter a été essayé par plusieurs d'entre eux comme une expérience, mais est bien loin d'être généralement adopté. M. Boyer, dans toutes ses opérations de cet anévrisme, découvre la tumeur et saisit le vaisseau dans le jarret.

Le livre du docteur Jones n'est pas compris, ou du moins n'est pas apprécié par les chirurgiens de Paris, qui hésitent encore de se laisser guider par ces principes, dont les expériences de l'auteur et l'approbation raisonnée des meilleurs chirurgiens anglais garantissent l'excellence. Ils ne dissèquent jamais une artère en la séparant habilement de sa gaîne et des parties environnantes, pour la comprimer fermement avec une simple ligature.

Deux malades, chez lesquels M. Roux pratiqua la castration, lui fournirent l'occasion de comparer la méthode anglaise, de réunir les plaies par première intention, et celle de les charger de charpie. Les deux malades avaient été opérés à deux ou trois jours de distance l'un de l'autre. La plaie du premier fut laissée ouverte et pansée avec la charpie. Des bandes et l'emplâtre agglutinatif furent employés pour la plaie du second, mais la réunion par première intention ne fut pas effectuée. Je suivis avec intérêt cette double expérience. Dans le second cas où les sutures avaient été faites, il restait sept semaines après l'opération une plaie aussi large qu'un écu de 5 fr., et elle n'était pas encore tout-à-fait cicatrisée au bout de deux mois, époque à laquelle l'autre plaie était entièrement guérie.

Cette épreuve semble, au premier aspect, décisive : l'opération ayant été pratiquée en même temps et dans des circonstances très semblables. Mais n'est-ce pas comparer un exemple heureux d'une méthode avec un exemple malheureux de l'autre? Dans les hôpitaux de Londres, l'union complète par première intention n'est jamais, ou rarement, achevée; mais toutes les fois qu'on la tente, la plaie diminue très sensiblement de profondeur, et la guérison ne tarde guère plus de deux ou trois semaines à arriver, tandis qu'il en faut six ou sept pour l'entière cicatrisation d'une plaie pansée avec la charpie.

L'Hôpital de Perfectionnement.

Peut-il exister un hôpital de perfectionnement dans la véritable acception qu'on a voulu donner dans le temps à ce titre, c'est-à-dire un hôpital destiné à des expériences cliniques et à l'essai de nouveaux remèdes ? Quel sera l'homme malade qui n'ira pas d'abord heurter à la porte de tous les autres hospices avant de venir exposer son *animam vilem* à la pratique meurtrière qu'aura proposée un charlatan ou un médecin préoccupé par de folles théories ? Voilà ce que je me demandais en entrant dans l'*hôpital de l'école de médecine.* Justement M. Dubois, expliquant ce jour-là la ridicule destination de cet établissement, déclara que son hôpital n'était plus qu'un hôpital comme un autre ; et je me suis aperçu, en suivant ce professeur, qu'il était bien loin, quant à lui, de sacrifier à des expériences le malade le plus désespéré. Au lieu d'adopter légèrement aucune de ces méthodes que le fanatisme des novateurs prône toujours comme des panacées, M. Dubois, armé d'un scepticisme sévère, élague de la thérapeutique quantité de remèdes que les siècles semblaient avoir consacrés. Quelle leçon de prudence pour un jeune praticien que d'entendre ce professeur respectable proclamer si souvent l'insuffisance de la médecine et la toute-puissance de la nature ? Croirons-nous après cela à la jactance de ces Esculapes à peine échappés des bancs de l'école, pour qui aucun des secrets du temple d'Epidaure n'est inconnu ? Qu'ils viennent donc remplacer dans sa chaire ce médecin en cheveux blancs qui s'estime heureux de garantir l'efficacité de quelques formules !

Peut-être pourrait-on reprocher à M. Dubois d'être trop avare d'un moyen souvent heureux, l'art d'inspirer l'espérance à la douleur. Ne dit-il pas trop cruement, à ceux qui viennent implorer ses lumières, qu'il n'entend rien à leur maladie ? J'ai plaint maintefois un pauvre diable qui, après ce cruel aveu, se retirait la tête basse, comme un coupable qui vient d'entendre son arrêt. Ce n'est pas, je le répète, qu'un savant rempli de bonhomie, la tête couverte de son bonnet de soie, et affublé de sa robe-de-chambre, écoutant et répondant avec bonne foi et simplicité dans son modeste fauteuil, ne me semble préférable à tel beau diseur qui ne cite que ses prétendus prodiges, fût-il assis sur un trône académique, et pompeusement paré de la toque cramoisie et de l'hermine. Mais l'homme souffrant veut qu'on le flatte, et la confiance dans le médecin peut encore guérir alors que la médecine est impuissante.

M. Dubois ne donne pas de leçons de clinique proprement dite. Il se contente de faire quelques remarques pendant sa visite sur les cas qui en valent la peine; mais les observations qu'inspirent à M. Dubois les malades qui viennent le consulter sont une compensation du cours qu'il devrait faire.

Les consultations gratuites sont des institutions de bienfaisance dont le but est bien louable, si les résultats en ont été critiqués. La faculté de Paris a cherché à les utiliser en les faisant entrer dans l'enseignement clinique. Ce nombre varié de malades que les élèves voient passer en revue exerce leur tact en les accoutumant à juger promptement de la nature des maladies. Ce ne sont pas les livres qui font éprouver ces inspirations instinctives qui font le génie médical. Ce n'est pas que la plupart des malades, ne se présentant qu'à une époque déjà avancée de leur maladie, et généralement ne revenant plus, on ne peut guère juger sainement de ce qu'on n'a fait qu'entrevoir; il reste un grand vide dans l'esprit pour peu que le diagnostic soit obscur et l'indication thérapeutique douteuse.

Les consultations de l'hospice de perfectionnement attirent beaucoup de malades et beaucoup d'étudians qui apprennent, comme je l'ai déjà dit, à faire peu de cas de ces formules compliquées où brille le luxe de la pharmacie plutôt que le discernement de l'homme de l'art, et à apprécier à leur juste valeur ces coups hardis, ces prouesses chirurgicales si fort à la mode. « Allez, dit souvent M. Dubois à ces malheureux qui n'espèrent plus rien que de la témérité d'un opérateur, allez, mes amis, à ce vaste hôpital situé près de Notre-Dame : ce n'est que là que la chirurgie fait des miracles. »

Les autopsies cadavériques sont faites publiquèment dans la salle des opérations, après la visite du matin. La manière dont on y procède mérite d'être imitée partout. Une femme mourut après avoir souffert l'opération d'un exomphale étranglé. L'histoire bien rédigée de tout ce qui avait précédé l'entrée de la malade à l'hôpital, des progrès de la hernie et du traitement, fut lue aux élèves par M. Patrix, aide-du professeur. Une portion considérable du pancréas fut trouvée dans le sac avec adhésion ; il avait été impossible de la réduire hors de l'opération , quoique le sac eût été ouvert.

Si la conservation des pièces pathologiques est un peu négligée en France, l'anatomie pathologique y est cultivée avec zèle. On n'oublie rien pour en faire sentir l'utilité aux élèves. Dans une autre occasion, j'entendis l'exposé curieux de la mort d'un homme qui périt avec un abcès du psoas, et je vis faire l'ouverture du cadavre. L'abcès s'étendait sous le ligament de poupart en se continuant le long du muscle psoas, et sa connexion avec l'altération morbide des vertèbres fut démontrée à plus de cent étudians qui étaient présens. Rien de plus utile que ces histoires et ces commentaires de faits aidés de la démonstration des organes affectés.

La pâte arsénicale est une application favorite de

M. Dubois, qui l'emploie très souvent pour les can-
cers du pénis et pour tous les ulcères invétérés; il en fait
même usage contre ceux du nez, des lèvres et de la
langue, en ayant bien soin, comme on le pense, de
ne point laisser avaler ce remède au malade. Dix-huit
ans de son expérience lui ont prouvé, assure-t-il,
que Sabatier n'avait pas tort de vanter son efficacité.
Ce n'est pas M. Dubois seul qui est de cet avis : les
autres chirurgiens de Paris suivent volontiers son
exemple.

La douleur et l'inflammation qui résultent de l'application de ce caustique sont bien plus cruelles que
l'opération la plus terrible faite avec l'instrument
tranchant. Un auteur ingénieux explique comment
il arrive que la constitution n'en est pas affectée par la
voie de l'absorption. M. Roux prétend que les vaisseaux lymphatiques éprouvent un état d'éréthisme qui
neutralise leurs facultés absorbantes. Il ne laisse pas,
dans son ouvrage, de nous citer un cas dans lequel il
croit bien, que la mort fut occasionée par l'absorption
du poison. Ce fut un jour, après l'application de la
pâte arsénicale, que le malade se plaignit de coliques
et eût des vomissemens affreux; il périt au bout dé
quarante-huit heures, au milieu des convulsions et des
plus vives angoisses. Le corps tomba en putréfaction;
la tunique interne de l'estomac et une grande étendue
du tube intestinal étaient enflammées et parsemées de
taches noirâtres.

Quelque temps après mon retour de Paris, j'ai disséqué à Londres une femme qui mourut à peu près dans les mêmes circonstances, et sur le cadavre de laquelle je rencontrai les mêmes indices pathologiques.

Dans la période commençante d'un cancer des mammelles, elle s'était fiée à un charlatan qui, ayant développé l'ulcération complète des organes, y appliqua une poudre rouge qui produisit une horrible suppuration. Cette femme avait toujours eu de l'embonpoint et une santé assez bonne d'ailleurs ; mais le second jour de l'application de cette drogue, elle périt victime de sa confiance pour un empirique ignorant.

Les chirurgiens prétendent employer beaucoup la pâte arsénicale sans voir survenir des accidens fâcheux. Devons-nous les croire sur parole, et adopter comme eux cette pratique meurtrière ? Ecoutons plutôt ici nos préventions nationales contre les innovations importées du continent.

.....Timeo Danaos et dona ferentes.

L'Hôpital des Enfans malades.

Le comte Almaviva dit plaisamment, au docteur Bartholo, que la différence qui existe entre le médecin et le vétérinaire. C'est que le premier parle beaucoup à ses malades sans les guérir, tandis que l'autre guérit ordinairement les siens sans leur parler.

Un médecin chargé d'un hôpital destiné exclusivement à recevoir des enfans, dont la plupart dans un âge trop tendre pour s'exprimer autrement que par les cris et les larmes, ne peuvent donner aucun de ces signes appelés anamnestiques, si nécessaires pour l'établissement du diagnostic et du traitement ; M. Jadelot, dis-je, ayant affaire à des malades qu'il est obligé de deviner, s'est étudié à déterminer du premier coup - d'œil, et par les seuls signes extérieurs, l'espèce d'affection dont sont atteints les jeunes enfans apportés dans son hospice. Se fiant un peu trop à son habitude de lire d'abord sur les physionomies, il se trompe quelquefois sans s'en douter ; mais il n'en est pas moins grand partisan de Lavater, et n'est pas loin de prétendre qu'il pourrait aisément se passer d'interroger, quelque malade qu'il eût à traiter.

Le nombre des enfans malades de l'hôpital de M. Jadelot monte quelquefois jusqu'à sept ou huit cents. Ils sont classés suivant leur sexe et leur maladie ; une salle est destinée à ceux qui réclament les secours de la chirurgie, une autre à ceux qui sont atteints de maladies aiguës. La petite vérole, les scrophules, la teigne, la gale, sont rangées dans des salles spécialement consacrées à chacune de ces affections, et partout règne le bon ordre et la propreté.

Les salles des enfans scrophuleux me semblent les moins utiles ; ce n'est guère un excellent moyen de hâter la guérison des écrouelles, que d'enfermer ceux qui en offrent des symptômes dans une atmosphère impure, et de les priver de l'exercice salutaire. A part ces précautions hygiéniques à tort négligées, le traite= ment interne des scrophuleux est des plus parfaits. Toniques, nourriture saine et boissons généreuses, rien n'est oublié.

Je remarquai un enfant rachitique qui avait à peine trois ans, chez lequel on entretenait des cautères sur chaque côté de l'épine dorsale, pour cause de dévia- tion vertébrale.

Rencontre-t-on souvent la carie de la colonne épi- nière à un âge si tendre? Les chirurgiens anglais dis- tinguent l'affection rachitique et la carie. Cette distinc- tion est admise par quelques auteurs français; mais d'autres confondent l'une et l'autre sous le titre de *gibbosité*, et sont conduits par cette erreur à une pratique dangereuse. Si le signe tiré de la courbure latérale ou en avant peut être de quelque utilité pour indiquer que la difformité provient du rachitisme ou de la carie, ce signe éclairera le traitement; car quoique les remèdes internes et le régime doivent toujours être les mêmes dans les deux cas, dans l'un vous vous abstien- drez des caustiques, et prescrirez l'air pur et l'exercice modéré; dans l'autre vous recommanderez le repos, une position inclinée, et des cautères.

Je remarquai avec plaisir la preuve de la confiance qu'accorde en France, à la vaccine, la basse classe du peuple; les salles de l'hôpital des enfans contiennent très peu de petites véroles, quoique tous les enfans des pauvres puissent être admis dans l'hospice dès qu'ils en sont atteints.

En récompense, les salles de teigneux sont presque toujours remplies. M. Jadelot, après avoir enlevé les croûtes de la teigne par des applications émollientes, et en rasant la tête, applique ordinairement un onguent d'hydrosulphure de potasse.

J'ai vu employer un traitement différent par un autre médecin, qui appliquait après le cataplasme un onguent composé de potasse caustique et de lard ou d'huile, lequel au bout de quelques jours faisait tomber les cheveux, ou du moins permettait de les enlever sans efforts et sans douleur.

J'ai pu comparer les deux manières. Lorsque c'était le caustique qui avait dépouillé la tête des cheveux, ils commençaient, aussitôt après la cure, à repousser abondamment; le caustique n'enlevait les cheveux que par touffes détachées des parties prises de la teigne : et dans les cas où le péricrâne n'était que partiellement affecté, M. Jadelot ne croyait pas nécessaire de raser toute la tête avant d'appliquer l'onguent d'hydrosulphure.

Les médecins qui dirigent cette maison ont une grande expérience dans le traitement de la teigne. Ils ne prétendent cependant pas la guérir promptement; et quoique presque toujours sûrs de réussir, ils ne cachent pas qu'il est des cas rebelles qui exigent six mois et plus de traitement.

Les salles des enfans galeux m'ont paru bien mal-propres, et l'odorat y est cruellement offensé par le sulphure de potasse que M. Jadelot emploie continuellement contre toutes les espèces de gale, soit par la voie des bains, soit par diverses applications. Le sulphure de potasse, pour un bain ordinaire, est donné dans la proportion de cinq onces, dissoutes dans quatre-vingts litres d'eau, à 97° du therm. de Farenheit. Une semaine suffit pour la cure complète; et si on prend deux bains par vingt-quatre heures, elle peut s'effectuer dans quatre ou cinq jours.

Si l'usage des bains sulphureux a éprouvé moins de critique que celui de l'onguent de soufre, c'est que les bains ne sont pas aussi généralement préconisés pour le traitement des maladies psoriques; mais ils ont, autant que tout autre remède, le désagrément de la plus mauvaise odeur, offrent plus d'inconvéniens et un succès beaucoup moins prompt.

Le liniment savoneux hydrosulphuré serait préférable, comme moins fétide, à l'onguent de soufre, s'il était également efficace. En en faisant usage deux fois par jour, il n'exige que huit jours au plus de traitement. Cependant M. Jadelot emploie presque exclusivement, à l'hôpital des enfans malades, les bains préparés comme je l'ai dit plus haut.

J'ai peu de chose à dire des leçons cliniques qui ont lieu en été dans cet hôpital. Elles sont peu suivies, soit que l'éloignement contribue au peu d'empressement des élèves, soit que, les billets d'entrée ne se distribuant que moyennant une rétribution, les étudians français fassent peu de cas d'un cours qui n'est pas gratuit.

L'Hôpital St.-Louis.

Nous n'avons rien à comparer, à Londres, à l'hôpital dont je vais parler. C'est-là que les élèves peuvent observer d'une manière complète une classe de maladies, que la situation des parties qu'elles affectent, leur multiplicité et les difficultés du traitement, rendent si importantes. C'est avec M. Alibert qu'on peut étudier toutes les maladies de la peau sous leurs points de vue différens, et acquérir une telle habitude de la contemplation des objets hideux qu'offrent ceux qui en sont attaqués, qu'il devient possible de signaler, comme ce grand maître, telle ou telle espèce d'éruption, alors même qu'il en reste à peine la plus légère trace sur les tégumens. M. Alibert s'est appliqué non seulement à discerner les formes innombrables des différentes espèces de dartres, mais il a étudié jusqu'aux nuances infinies que présente leur couleur. La pathologie cutanée, négligée par les gens de l'art, lui doit une multitude de faits entièrement nouveaux pour la science; il a même, au péril de sa santé, voulu découvrir si le virus herpétique était, comme le vulgaire le pense, transmissible par la voie de la contagion. Dans son ouvrage sur les maladies de la peau, il a appelé l'art du peintre au secours de la description médicale de chaque affection, pour retracer fidèlement toutes les nuances des exanthèmes.

Encouragé par les éloges que toute l'Europe a accordés à ce riche travail, M. Alibert a cru pouvoir mettre toute la médecine en peinture. Je possède le premier volume de sa nosologie naturelle, car j'aime beaucoup les images; et j'avoue que, pour me distraire de l'étude pénible des nouveaux mots adoptés dans cet ouvrage, j'aurais désiré quelques gravures de plus, quoique je me doutasse bien d'avance qu'il était impossible à l'art du dessinateur et du peintre d'exprimer un grand nombre de maladies. La nouvelle langue que veut créer en pathologie l'auteur de la nosologie forcerait les vieux praticiens à consulter les racines grecques; ils aimeront mieux parler comme leurs prédécesseurs, tout en reconnaissant que les mots de trophopathies, d'hétérorexie, de gastrobrosie, d'hépathirrée, d'hépatophraxie, d'adénoses, d'ethmoplécoses, etc., peuvent être du grec fort élégant. Au milieu des révolutions dont le broussaitisme menace les doctrines médicales, il est bien temps de penser à faire des mots et des gravures ! Ce luxe de typographie et de planches coloriées n'en impose pas aux novateurs. Du haut de sa chaire, M. Broussais condamne également au feu les bouquins parcheminés des anciens et les magnifiques éditions des livres modernes.

Avouons cependant que celui des maladies de la peau mérite d'obtenir grâce, quoique cet ouvrage ne dispense pas de suivre l'hôpital St.-Louis.

J'aime à y voir M. Alibert se complaire dans l'observation d'une de ces maladies, qui, s'offrant à sa vue pour la première fois, sont provisoirement appelées *uniques* jusqu'à ce qu'elles soient classées dans quelque famille décorée d'un nom des plus grecs.

J'ai vu, quelques pouces au-dessus de la cheville, une espèce de zone faisant le tour de la jambe ; elle était formée par un épaississement contre nature de la peau, et dépassait d'un quart de pouce le niveau de la surface du membre. La couleur en était un peu plus foncée que celle des parties saines, et les pores très développés. Du reste, elle n'était point douloureuse au toucher, et ne causait jamais de souffrance. La largeur de chacune de ces zones était, dans quelques endroits, de trois pouces, et dans d'autres de douze lignes seulement ; leurs bords élevés se terminaient brusquement et d'une manière irrégulière. La surface ressemblait tellement à la peau naturelle vue à travers le microscope, que j'étais tenté de croire que c'était seulement le tissu de la peau augmentée trois ou quatre fois dans son volume ordinaire. Le malade jouissait d'ailleurs d'une bonne santé, et ne souffrait aucune incommodité dans les jambes. Je m'imaginais que le siége de cette maladie, l'absence de toute douleur au toucher, et l'inflammation nulle, indiquaient la compression par les bandages comme le mode le plus rationel de traitement. Un cataplasme fut tout ce qu'on appliqua ; mais je ne cite ce cas que parce qu'aucun auteur, je pense, n'en fait mention.

M. Alibert n'est pas toujours heureux dans ses essais de traitement. Je remarquai entr'autres une femme qui vint à l'hôpital Saint-Louis avec une éruption qui lui couvrait la face, les bras et les mains : c'était une dartre phlycténoïde, comme l'a nommée M. Alibert.

Dans quelques parties on voyait de simples vésicules ; dans d'autres de larges croûtes irrégulières, autour desquelles la peau était d'un rouge obscur ; la malade y éprouvait une sensation brûlante et douloureuse. Je revins dix jours après l'entrée de cette femme, et trouvai qu'on avait appliqué l'unguentum-hydrargyri à une main, l'unguentum - sulphuris aux bras, et que la liqueur de Van-Swieten avait été administrée à l'intérieur ; ce qui, joint à l'absorption de l'onguent mercuriel par la peau, avait occasioné tout-à-coup le ptyalisme, et rendu nécessaire la prompte suspension de tout remède mercuriel.

M. Alibert a eu la bonté de me faire observer lui-même des exemples choisis des maladies qu'il a classées et décrites avec tant de détails. Il me fit remarquer plusieurs affections dartreuses cédant à son remède favori, le soufre, qu'il emploie surtout en fumigation ; mais il refusa de me faire voir la machine qui lui sert pour cet usage.

Il me montra aussi une fille traitée de la *tinea favosa* par l'application d'une pommade épilatoire. Je crois que c'est la même qu'emploient en Angleterre certains charlatans qui en ont retiré des effets merveilleux. Voici ce qu'en dit M. Alibert dans son Précis théorique et pratique sur les maladies de la peau :

« Lorsque la teigne est invétérée, et qu'il importe « de changer le mode des propriétés vitales du cuir « chevelu, nous mettons en usage une pommade épi- « latoire qui a pour base la potasse du commerce et « la chaux carbonatée. Au bout de quelques jours de « pansement, les cheveux qui recouvrent l'exanthème « tombent, le cuir chevelu blanchit, les démangeai- « sons diminuent, et le malade parvient à une gué- « rison radicale, quand on a fait concourir avec ce « topique les moyens internes, tels que les prépara- « tions sulphureuses, etc., etc. »

C'est à-peu-près le même moyen de traitement que j'ai dit être employé à l'hôpital des enfans malades.

Pendant l'été, M. Alibert donne des leçons cliniques sur les maladies de la peau. Ingénieux à trouver des rapprochemens inattendus, voici la description un peu romantique que le professeur fait lui-même de sa manière d'initier les élèves dans les sciences médicales :

« La nosologie naturelle n'est que l'extrait des leçons que je fais à mes élèves au retour de chaque printemps. Platon pratiquait jadis son enseignement dans un jardin d'un faubourg d'Athènes. C'était sous des arbres chargés de fleurs et de fruits qu'il convoquait ses disciples chéris et électrisait leurs jeunes ames ; il les haranguait tantôt dans une vaste plaine, tantôt sur le penchant d'une colline : il semblait qu'il voulût se rapprocher davantage de la nature pour mieux deviner ses merveilles. Je n'ai ni la riche imagination ni l'éloquence entraînante du philosophe de la Grèce ; mais je suis tout plein du zèle qui l'animait. Dans l'enceinte des cours spacieuses dont se compose l'hôpital Saint-Louis, près d'un pavillon solitaire, est une charmille où il semble qu'on respire un air plus salubre que dans les autres parties de ce vaste édifice ; c'est sous les tilleuls dont la verdure est destinée à adoucir la tristesse d'un lieu consacré à l'infortune, que se rendent les malades préalablement choisis dans les salles, et qui font l'objet de l'entretien du jour. Ces malheureux, en proie pour la plupart à cette multitude d'infirmités chroniques qui sèment tant d'amertume sur la vie, se trouvent déjà rassurés en songeant qu'on va disserter sur leurs maux et sur les remèdes appropriés à leurs longues douleurs. Ils s'avancent vers nous avec espérance, guidés par la main secourable de ces religieuses hospitalières sagement instituées pour adoucir les peines de l'existence, de ces vierges incomparables dont la voix est si consolante et dont les soins sont si généreux : ils ne craignent pas d'exhaler leurs plaintes et de raconter l'histoire de leurs souffrances. Cette méthode de représentation est sans contredit la plus instructive. Elle a déjà été fort utile à une foule de médecins qui habitent les provinces, et qui tous les ans viennent s'initier dans les secrets d'une clinique rare et merveilleuse qu'on chercherait vainement ailleurs. Puissent les faits nombreux qu'ils ont observés, puissent les paroles qu'ils ont entendues de moi fructifier dans leur souvenir,

pour ma satisfaction particulière et pour la conservation de leurs semblables ! »

Séduit par ce tableau des communications franches
d'un professeur avec ses élèves, j'ai regretté que
M. Alibert n'eût pas en effet dans ses leçons cette fleur
d'éloquence qui distinguait le disciple et l'ami de
Socrate. C'est sous le beau ciel de Montpellier, plus
semblable aussi à celui de la Grèce, qu'un professeur
de physiologie, parant des grâces de son élocution
claire et élégante les doctrines de Barthez, m'a donné
une idée de Platon transmettant à ses jeunes amis les
préceptes immortels de son maître.

L'Hospice de la Maternité.

L'ancien hôpital des enfans trouvés a été long-temps
cité pour le grand nombre d'enfans qui y étaient reçus
et qui y périssaient presque tous. Franklin nous apprend qu'en 1785 plus d'un tiers des enfans nés à
Paris y furent admis, et qu'il y en eut à peine un
dixième qui vécut au-delà des premières années.

L'hospice de la maternité a été fondé depuis la révolution sur les ruines de l'ancien hôpital des enfans
trouvés, et il est à la fois destiné à recevoir les femmes
enceintes et les enfans abandonnés.

Il y a pour cette double destination deux corps de
logis séparés, l'un appelé section d'allaitement, et l'autre

section d'accouchement ; mais la même administration régit l'un et l'autre, et les frais sont à la charge du gouvernement.

Le département des femmes enceintes est institué en école pour l'éducation des sages-femmes ; aussi je ne fus pas surpris, à ma première entrée dans l'établissement, de trouver des salles remplies d'étudians en jupons. A cette école d'accouchement fondée depuis douze ans se rendent de jeunes femmes de toutes les parties de la France pour y étudier leur état, les unes à leurs frais, mais la plupart choisies par les préfets dans les provinces, ou par les administrateurs d'hôpitaux, qui se chargent de toutes les dépenses. Pour six cents francs ces femmes sont logées, nourries, et instruites pendant un an ; elles résident dans l'hôpital, et ne peuvent en sortir sans permission. Après une année d'études, qui se termine par un examen, elles reçoivent de l'école de médecine le diplôme qui leur donne le droit d'exercer comme sages-femmes. Outre la pratique journalière des accouchemens qui ont lieu dans l'hôpital, elles reçoivent par semaine deux leçons du professeur chargé spécialement de ce cours, et chaque jour des instructions de la sage-femme en chef de l'hôpital. Il y a encore un cours, fait exprès pour elles par un professeur de la faculté de Paris. Elles suivent la visite quotidienne du médecin et du chirurgien, et chaque élève fait par écrit un rapport clinique sur les malades confiées à ses soins ; l'exactitude et la rédaction de quelques uns de ces rapports présentés à

M. Chaussier, médecin en chef, n'auraient pas été, selon moi, indignes du meilleur praticien. Ils constataient l'état de la malade, observé à trois périodes différentes depuis la visite de la veille ; les affections de l'ame, les diverses sensations éprouvées par celle qui faisait le sujet de l'observation ; son pouls, sa transpiration cutanée, l'état du ventre, les remèdes administrés et leurs effets, tout était scrupuleusement mentionné.

M Chaussier ne reçoit pas ces rapports seulement pour la forme ; il fait attention à la manière dont ils sont rédigés, signale les symptômes qui lui paraissent avoir été oubliés ou mal décrits d'après la théorie et la pratique des accouchemens. L'anatomie et la circulation du fœtus sont aussi démontrées aux élèves ; elles assistent à la dissection des femmes enceintes ou accouchées qui meurent dans l'hôpital, et apprennent la phlébotomie et la vaccination.

Pendant les cinq premières années de la fondation de cette école, près de cinq cents femmes bien instruites en sortirent pour aller pratiquer les accouchemens dans les différentes provinces de la France, et maintenant, chaque année, cent cinquante à-peu-près y subissent leurs examens et obtiennent leurs diplômes ; des prix annuels sont distribués à celles qui se sont distinguées par leur intelligence, par les meilleurs rapports ou les réponses les plus justes aux questions proposées. Celles qui étudient à leurs frais peuvent prolonger leur séjour à l'hôpital, et sont alors chargées d'aider à l'instruction des nouvelles venues, divisées en trois classes. M. Baudelocque a été jusqu'à sa mort un zélé professeur de l'école de la maternité : un exemplaire de son cathéchisme sur les accouchemens est mis entre les mains de chaque élève, à son admission.

Voilà une institution dont la nouveauté et l'excellent plan, le mode d'administration et les bienfaits qu'en retire la société, font honneur à la nation qui l'a fondée et l'entretient. Il importe peu, à mon avis, que la pratique des accouchemens soit enfin confiée à un sexe plutôt qu'à l'autre, pourvu que ceux qui l'exercent aient les connaissances indispensables. C'est une garantie que donne une école comme celle que je vante ; car on ne peut douter que les sages-femmes qui en sortent n'aient eu tous les moyens possibles de compléter les études qu'exige l'état qu'elles embrassent ; il répugnera même long-temps à mes idées de voir armer du scalpel anatomique la main timide d'une femme.

En Angleterre, l'état d'accoucheuse est si peu considéré, qu'aucun réglement dans l'intérêt des femmes qui l'exercent n'a été proposé par celles de nos corporations savantes qui sont chargées de surveiller les études médicales; il est donc à craindre de voir long-temps encore chez nous la pratique des accouchemens exercée par des hommes d'une éducation négligée, ou par de vieilles femmes qui n'en ont reçu aucune.

La partie de l'hospice de la maternité, destinée aux femmes enceintes, contient à-peu-près 140 lits; toutes les femmes qui ont passé le huitième mois de leur grossesse, ou qui sont menacées d'avortement, y sont admises, et divisées en trois classes : les pauvres femmes mariées, les jeunes filles abusées dont le nom est caché, et les filles publiques. Ces dernières sont toujours la classe la moins nombreuse. Chaque accouchement est fait par les élèves sages-femmes, sous la direction de la sage-femme en chef : M. Dubois, le chirurgien-accoucheur, n'est appelé que pour les cas extraordinaires.

Aucun étudiant de l'autre sexe n'est reçu dans la maison.

Il y a une infirmerie pour les femmes à qui quelque accident survient pendant ou après l'accouchement ; et quant à celles qui n'éprouvent aucun symptôme fâcheux après cette opération pénible, mais naturelle, elles sortent ordinairement de l'hôpital au bout de douze jours.

Le nombre des femmes accouchées à l'hospice de la maternité se monte annuellement à dix-huit cents ou deux mille ; mais les auteurs français avancent une erreur en prétendant qu'aucun hôpital ne peut en offrir le même nombre. Il va m'être facile de les réfuter en leur révélant l'existence d'un établissement qui, je dois l'avouer, est bien peu connu, même dans le royaume qui devrait en être glorieux.

L'hôpital des femmes enceintes à Dublin ne le cède à aucune des institutions que j'ai vues, tant par la beauté de son architecture, que par la propreté des salles, et par son administration intérieure. Voici un extrait du registre de cet hôpital, qui prouvera qu'aucune maison semblable en Europe ne peut rivaliser avec lui, pour le nombre annuel des naissances.

ombre des femmes accouchées.	Enfans nés.	Garçons.	Filles.	Femmes accouchées de jumeaux.	Enfans morts.	Enfans morts nés.	Femmes mortes.
En 1805	2220	2270	1239	1031	50	51	138	12
1806	2406	2451	1247	1204	45	43	151	23
1807	2511	2555	1306	1249	44	50	145	12
1808	2665	2707	1374	1333	42	49	149	13
1809	2889	2935	1493	1442	45 dont une (3)	45	165	21
1810	2854	2896	1546	1350	42	54	179	29
1811	2561	2613	1363	1250	52	50	169	24
1812	2676	2724	1408	1316	48	45	137	43
1813	2484	2544	1366	1178	59 dont une (3)	74	125	62
1814	2518	2553	1323	1230	35	86	139	25
Total	25784	26248	13665	12583	462	547	1497	264

Depuis 1757 qu'a été fondé cet hôpital, plus de quatre-vingt dix-mille femmes y ont été accouchées, et voici le calcul proportionnel des naissances et des morts depuis soixante ans.

La proportion des enfans mâles à ceux de l'autre sexe a été de dix sur neuf ; la proportion des enfans morts après la naissance, d'un sur seize ;

Des enfans morts-nés, d'un sur dix-huit ;

Des femmes qui sont accouchées de deux ou trois jumeaux, d'une sur cinquante-sept ;

Des femmes mortes en mal d'enfant, d'une sur quatre-vingt-treize. Vingt-deux femmes ont eu trois jumeaux, une seule en a eu quatre.

Cet hôpital est entretenu en partie par des contributions volontaires, et en partie par le gouvernement. Le médecin-accoucheur en chef y réside, et est remplacé tous les sept ans ; ses deux aides n'ont, comme lui, leur place que pour un temps. Les accouchemens naturels sont faits par de jeunes étudians, dont plusieurs sont logés dans l'hôpital, et les autres élèves externes pendant trois mois, six mois, un an. La rétribution qu'ils donnent pour avoir le droit de suivre la pratique du médecin-accoucheur, voilà les seuls appointemens que reçoit celui-ci pendant les sept ans qu'il reste en place. Aucune femme n'est admise que lorsqu'elle ressent les douleurs de l'enfantement, et la voiture qui sert à la transporter devient parfois la *chambre de travail.* Aussi, quoique le nombre des femmes enceintes qui viennent annuellement à l'hôpital de Dublin dépasse d'un quart le nombre de celles de la maternité de Paris, il y a plus de lits dans ce dernier établissement que dans le premier. Je n'ai pu m'empêcher de citer ici l'école d'accouchemens, la plus considérable qu'on trouve dans les trois royaumes. Cet hôpital de Dublin est presque aussi grand que les quatre hôpitaux de femmes enceintes de Londres.

Je reviens à l'hospice de la maternité. En traversant les salles de la section d'accouchement, je fus surpris de voir que les femmes récemment délivrées n'avaient pas leurs enfans auprès d'elles ; bien peu de ces femmes se chargent de les nourrir. On les fait passer à la section d'allaitement, où quelques autres mères demandent aussi à être reçues comme nourrices sédentaires, et donnent le sein à un nourrisson qui le plus souvent n'est pas celui qu'elles ont mis au monde.

La section d'allaitement est un véritable hôpital d'enfans trouvés, puisque, outre ceux que les mères y laissent après être rétablies de leurs couches, on y peut porter du dehors tous les enfans au-dessous de deux ans dont les parens veulent se débarrasser. Une portière les reçoit à toute heure du jour et de la nuit, sans qu'on soit forcé de consigner par écrit des renseignemens sur le petit malheureux qu'on adresse ainsi à la charité publique. Quand ces enfans sont d'une faible constitution, on en donne jusqu'à deux à une *nourrice* sédentaire. Les plus robustes sont confiés à des nourrices de la campagne, qu'on voit arriver tous les jours par douzaines, pour vendre leur lait à l'hôpital. Je laisse à penser l'intérêt que peuvent inspirer à ces femmes mercenaires des nourrissons inconnus.

En comptant les *élèves sages-femmes*, douze mille personnes, enfans ou adultes, sont reçues annuellement à l'hospice de la maternité ; et sur ce nombre

on peut dire qu'il y a plus de quatre mille enfans abandonnés par des parens malheureux ou débauchés.

Des maladies épidémiques règnent souvent dans
les vastes hôpitaux. La fièvre puerpérale fait parfois
de grands ravages à l'hospice de la maternité, comme
à celui des femmes enceintes de Dublin.

Mais une maladie, qui ne se déclare guère que dans
les hôpitaux d'enfans, a enlevé un grand nombre de
ceux de la maternité; je veux parler du squirro-sarque
ou endurcissement du tissu cellulaire. Elle attaque le
plus souvent les extrémités, fréquemment le cou, la
face et l'abdomen; les parties affectées deviennent en-
flées, dures, froides au toucher, d'une teinte rouge sale
ou livide, et ne cédent pas à l'impression des doigts.
Lorsque les extrémités inférieures en sont atteintes,
la plante des pieds devient convexe. La dissection
montre les glandes *mésentériques* et généralement
toutes les glandes lymphatiques très développées; le
tissu cellulaire distendu par une sérosité jaunâtre coa-
gulable à l'eau bouillante. Cette maladie, lorsque les
joues en sont le siége, a plusieurs symptômes analogues
à ceux du trismus; mais il m'est impossible de dire, avec
le docteur Joseph Frank, qu'elle a la plus grande ressemblance avec le tétanos :

« Mir scheint dass dieses vebel, von dem ich fün-
fzehn Bespiele in diesem findelhause sahe, ungemein
vieles mit dem starrkrampfe gemein habe. » Reize
nach Paris, p. 72.

L'aspect, l'attitude du corps, et les sensations qu'y

excite le toucher, sont bien différens dans les deux affections. La dissection prouve encore leur nature *sui generis*, car dans le tétanos on trouve bien rarement quelque phénomène contre nature lorsqu'on fait l'autopsie cadavérique.

Le *trismus nascentium* attaque un grand nombre d'enfans nouveau-nés dans l'hôpital de Dublin; et quelques fréquentes qu'aient été les ouvertures du corps de ceux qui en étaient victimes, je n'ai jamais rencontré la moindre altération morbide à la gorge, au cerveau, au thorax, à l'abdomen, ou dans aucune autre partie du corps.

La Salpêtrière.

Quoique je ne me sois pas imposé la tâche de faire un chapitre particulier pour toutes les institutions de Paris qui ont rapport à la médecine, je ne puis m'empêcher de m'occuper ici de la Salpêtrière, véritable petite ville, puisque cet établissement renferme quatre à cinq mille individus dans son enceinte.

Malgré le grand succès de la nosographie de M. Pinel en France, cet ouvrage est peu connu dans nos écoles d'Angleterre, où nous n'avons guère suivi depuis long-temps que la nosologie de Cullen. Nous aurons sans doute peu perdu de ne pas partager l'enthousiasme qu'a excité, pendant les vingt ans que nous venons de passer, la classification du professeur de Paris ; puisque nous serons tôt ou tard de l'avis de M. Broussais, qui annonce depuis quelques années que la nosographie philosophique a plutôt retardé que hâté les progrès de la médecine. Mais comme auteur du Traité de l'aliénation mentale, comme bienfaiteur de cette classe malheureuse de malades, victimes, jusqu'à lui, d'un traitement barbare, M. Pinel a été cité souvent avec éloge en Angleterre comme dans tout le reste de l'Europe.

Aucun ouvrage n'a eu une plus heureuse influence sur le sort de ceux pour qui il fut écrit. L'administration des maisons de Charenton, de Bicêtre et de la Salpêtrière, fut organisée conformément à ses principes vraiment philantropiques. Ces trois établissemens se sont depuis accrus successivement, et à un tel point qu'ils contiennent aujourd'hui environ deux mille aliénés des deux sexes. Plus de huit cents soumis à un traitement y reçoivent les soins éclairés de la médecine, devenue moins cruelle à la voix de M. Pinel ; ils ne sont plus sacrifiés au funeste préjugé qui les faisait passer pour des êtres dangereux, malfaisans, et surtout incurables. M. Pinel a brisé les fers qui flétrissaient, mutilaient et exaspéraient ces malheureux ; leurs gardiens ne sont plus armés du bâton. Je dois l'avouer : les Français nous ont fait beaucoup trop d'honneur en vantant, comme ils y ont pris plaisir, notre hospice de Bedlam, celui de Saint-Luc, et même le magnifique édifice de Manchester; ce n'est qu'après avoir vu les hospices de Paris, que nous avons introduit chez nous des améliorations: depuis long-temps elles étaient devenues si nécessaires, qu'un membre de la Chambre des communes fut forcé de déclarer à la nation qu'il n'était point d'établissement qui eût plus déshonoré notre patrie que ces prisons d'aliénés qu'on osait proposer pour modèle aux autres peuples. Assez de volumes ont été écrits chez nos voisins et dans notre île sur la topographie et les réglemens des hospices d'insensés de tous les pays, pour que je puisse me dispenser de consacrer ici d'inutiles pages sur ceux de la France.

Je dirai seulement que la Salpêtrière n'est destinée qu'aux femmes, et qu'on y reçoit les folles, les épileptiques, les fiévreuses et les vieilles infirmes. M. Esquirol soulage M. Pinel dans ses fonctions de médecin en chef des aliénés, et M. Landré-Beauvais est son digne coadjuteur dans la clinique des infirmeries de la Salpêtrière.

Les leçons cliniques de M. Pinel ont eu jadis de la réputation; mais sa vieillesse l'avertit de songer à la retraite : ses anciens élèves l'abandonnent tous les jours pour aller grossir le nombre des sectaires de M. Broussais ; celui-ci oublie peut-être trop souvent, dans ses déclamations de tribun, ce qu'on doit aux cheveux blancs du respectable auteur du Traité de l'aliénation mentale.

Hôpital des Vénériens.

L'hôpital des vénériens est la seule des institutions que j'aie visitées à Paris qui m'ait paru mal administrée, c'est-à-dire ne répondant point à son premier but, celui de guérir les malades, et n'offrant pas non plus aux élèves les moyens d'y acquérir des connaissances pratiques.

Cet hôpital contient près de six cents lits. M. Cullerier, chirurgien en chef, et son neveu, y résident, et sont chargés du soin de tous les malades.

Je bravai les froides matinées du mois de janvier pour arriver au moment des visites, qui se font à six heures et demie précises. Comme celle des hommes se fait en même temps que celle des femmes, j'assistai d'abord uniquement à la première ; et dans le court espace d'une heure, j'observai que M. Cullerier examinait deux cent vingt-cinq malades, et leur prescrivait des médicamens. Je rapporterai peu de cas particuliers, et me contenterai de faire quelques remarques générales. Je rencontrai bien rarement des étudians dans les salles ; il n'y avait guère que les élèves internes, qui reçoivent des appointemens et habitent dans l'hôpital.

La première salle dans laquelle j'entrai était encombrée de soixante-et-douze malades ; les lits, accouplés deux à deux, étaient si près les uns des autres, qu'ils laissaient à peine l'espace nécessaire pour que le chirurgien pût s'approcher du malade.

La seconde salle, de la même dimension, contenait le même nombre de lits; il y avait aussi quatre petites salles composées de huit à dix lits, pour les malades qui avaient la gale réunie à la syphilis, et trois salles moindres encore pour ceux dont l'affection vénérienne présentait de graves symptômes.

A l'exception de deux ou trois, je ne vis aucun malade mis à l'usage des frictions: tous prenaient quelque liqueur, soit celle de *Van Swieten,* soit la liqueur sudorifique, ou bien la liqueur émolliente. Les autres médicamens, le régime, les pansemens à faire, étaient inscrits par un des élèves à mesure que le chirurgien les ordonnait.

La liqueur émolliente était donnée à ceux pour qui l'usage des deux autres médicamens, contenant du sublimé, était suspendu pour cause particulière.

J'observai à peine parmi tous les malades six cas d'éruption; je ne trouvai ni mauvaise affection des os de la face, ni perte du palais; ni pénis rongé par des chancres; mais la plupart étaient atteints d'ulcères à l'anus et au périnée, de bubons ouverts ou commençans; tous également traités par le sublimé corrosif.

M. Cullerier me fit faire attention à un homme qui avait été complètement guéri, par le sublimé, d'un ulcère à la gorge, et qui prenait encore la liqueur sudorifique.

Un autre cas me fut montré aussi comme extraordinaire : c'était un homme attaqué d'une maladie que dans tout autre lieu je n'aurais pas hésité à appeler af-fection cancéreuse de la langue. Cet organe avait dou-blé de volume, et la surface supérieure en était ulcérée depuis six mois. C'était depuis peu qu'il avait été reçu à l'hôpital, et il prenait du sublimé corrosif, quoique rien d'ailleurs ne pût conduire à croire qu'il eût jamais eu des symptômes primitifs, ou une syphilis constitu-tionnelle.

On ne pouvait expliquer l'origine du mal, qu'en supposant que le virus vénérien avait été appliqué di-rectement sur la partie.

J'ai reçu de M. Cullerier les mêmes politesses qu'ont bien voulu me faire les autres médecins aux-quels j'ai été adressé; mais il avait trop peu de loisir pour être très communicatif. Et il me parut si diffi-cile d'obtenir les informations que je cherchais, que je fus très rarement dans la salle des hommes.

La pratique de tous les grands hôpitaux consacrés à une classe particulière de maladies, est très sujette à de-venir une routine; le chirurgien se lasse de voir tous les jours un grand nombre de cas semblables qui ne l'intéressent point, et il se hâte d'expédier sa visite, parce qu'il la considère comme un travail mécanique qui n'exerce nullement son jugement.

Je retirai plus de profit et de satisfaction de la visite des femmes, que je suivis avec M. Cullerier le neveu. Elle se faisait avec la même rapidité, et trois cent vingt

malades étaient vues dans une heure et demie. Quoique cette précipitation empêche un étranger de s'instruire à fond de tous les cas, elle n'est pas cependant
aussi extravagante qu'elle le paraît au premier aspect,
quand on considère, outre que la visite a lieu tous les
jours, la similitude des symptômes, l'uniformité du
traitement, la promptitude avec laquelle les aides du
chirurgien écrivent et exécutent ses ordonnances, enfin
la subordination et le bon ordre qui règnent dans les
salles.

Toutes les malades que je vis étaient dans leur
lit pendant la visite; aucune d'elles, qu'elles fussent atteintes de chancres, de bubons, d'éruptions ou d'ulcé-
res à la gorge, n'employait les frictions mercurielles;
mais excepté celles pour qui l'usage du mercure était
suspendu par de bonnes raisons, toutes recevaient
leur *potion sudorifique* ou la solution du sublimé
corrosif.

Parmi le grand nombre de malades il n'y avait
qu'une faible proportion de cas secondaires, et trois
ou quatre cas d'éruptions, dont une couvrait tout le
visage de la femme qui en était affectée, ainsi que ses
bras et ses mains; sa couleur était celle du cuivre. On
reconnaissait déjà les bons effets du sublimé. Deux
autres femmes dont l'une avait eu le nez en partie dé-
truit par l'ulcération, et la seconde dont le nez s'était
affaissé sur lui-même par la perte des os de la face, n'é-
taient soumises qu'au seul traitement par le sublimé.

La plupart des malades avaient l'air gai et bien por-

tant; aucun ne se plaignait de tuméfaction des gencives ni de salivation forcée.

Ceux que la fièvre saisissait ou dont les gencives
étaient très élevées et qui se plaignaient de malaise dans
la bouche, ne prenaient qu'une demi dose de sublimé,
ou n'en prenaient point du tout.

Je ne vis aucune application de topique sur les
chancres, excepté la charpie. Les ulcères qui rongeaient
les lèvres d'une femme étaient touchés avec le beurre
d'antimoine; c'était par le caustique que presque tous
les bubons étaient ouverts. Une jeune fille avait sur
une paupière une éruption croûteuse de la largeur de
deux écus de 3 fr. (half-crowns), et n'offrait d'ailleurs aucun symptôme vénérien. M. Cullerier le neveu
m'observa que c'était un cas douteux : il n'avait pas
encore osé commencer l'usage du sublimé corrosif.

Les salles, le linge et tout l'hôpital en général est
proprement tenu, excepté une salle où sont réunis
ceux qui ont à la fois la gale et la vérole.

Il est bien avantageux, pour les malheureux attaqués
de maladie vénérienne, d'être séquestrés dans une maison destinée à les recevoir exclusivement pour leur faire
subir un traitement convenable; car en général, dans
tous les hôpitaux des provinces de France desservis
par des religieuses, ces bonnes sœurs ne se piquent pas
de donner les mêmes soins à ceux qui apportent dans
ces asyles du malheur le châtiment du libertinage.
Rien de négligé, rien de mal propre comme les salles

des vénériens. Ces saintes filles oublient un peu trop que la chasteté est une vertu plus difficile à garder dans le monde que dans un couvent, et que la charité doit ignorer les péchés de ceux qui souffrent.

Une salle de l'hôpital des MM. Cullerier porte le nom d'*infirmerie*; on y place ceux dont la maladie est dangereuse, et ceux aussi que la fièvre ou une maladie accidentelle surprennent pendant leur traitement. J'observai que tout le temps que durait leur indisposition, le traitement mercuriel était toujours suspendu.

Il est aussi dans le même hôpital une salle pour les femmes en couches, attaquées du mal vénérien. Deux observations remarquables méritent d'être consignées ici, au sujet de l'hôpital des vénériens : c'est d'abord l'emploi presque exclusif du sublimé corrosif, et ensuite le peu de proportion qui existe entre le petit nombre des cas secondaires et les exemples de syphilis graves. De ces faits, le premier n'est guère connu en Angleterre; peu de gens seront préparés à ajouter foi au second.

Dans une conversation que j'eus avec M. Cullerier le neveu, après une de ses visites, il me dit qu'il était des exceptions à l'usage du sublimé corrosif; mais il ne m'en spécifia aucune, et il ajouta que dans sa pratique particulière il employait aussi les frictions, quoique rarement. Il me fit l'histoire d'une femme d'un âge moyen, qu'il venait de renvoyer parfaitement

guérie. Il y avait trois mois qu'elle était entrée à l'hôpital avec une éruption sur le front (éruption pustu-
leuse cuivrée), un ulcère au gosier, et la carie de la
mâchoire supérieure. Elle avait fait usage du mercure
sous la forme accoutumée d'une solution de sublimé
corrosif, dont elle avait pris de cinquante à soixante
grains ; c'est la quantité exigée dans les cas extraordinaires et long-temps rebelles. Dans les cas d'ulcères
primitifs, dix-huit grains suffisent pour la cure complète. On se sert communément de la liqueur de Van-
Swieten pour administrer le sublimé, ou bien d'une
simple solution dans l'eau, avec un peu d'esprit-de-vin.
La quantité ordinaire donnée journellement est d'un
demi grain en une seule dose, pour que le chirurgien
le voie avaler. On commence cependant par ne donner qu'un seizième ou un huitième de grains en solution, en augmentant. Lorsque la constitution du malade ne peut souffrir le sublimé qu'à doses divisées,
on le donne soir et matin, et quelquefois en pillules.

C'est surtout M. Cullerier qui a si fort étendu l'u-
sage du sublimé corrosif à l'hôpital des vénériens ; et
il est clair que ce n'est pas, comme je l'ai entendu dire,
à cause du bas prix et de la facile administration de
ce remède, mais parce qu'il est persuadé de son efficacité. La plupart des femmes traitées à l'hospice des
vénériens doivent y revenir si elles rechutent ; elles
ne sont plus reçues dans les autres hôpitaux, et ne peuvent garder leur maladie dans leur domicile : de sorte
que le petit nombre de syphilis secondaires devient en

quelque sorte une preuve de l'infaillibité du traitement adopté.

Les vertus antisyphilitiques du sublimé corrosif
sont reconnues par les autres chirurgiens français aussi
bien que par M. Cullerier. Tous ceux que j'interrogeais
à ce sujet me répondaient que c'était le seul remède
à employer dans les cas ordinaires ; que s'ils avaient
recours aux frictions, c'était dans les maladies des os,
dans une syphilis long-temps négligée, ou lorsqu'après
avoir fait quelque temps la guerre au vice vénérien
par le sublimé, il paraissait ne pas y céder facilement.
Je pourrais pourtant citer quelques médecins qui sont
moins enthousiastes du sublimé corrosif, et qui même
le regardent comme un remède infidèle. Je nommerai
parmi ces membres de l'opposition un homme dont
le jugement et l'expérience rendent l'opinion bien
respectable, M. Làndré-Beauvais, collègue du professeur Pinel à la Salpétrière, et auteur d'un ouvrage
utile : *la Séméiotique, ou traité des signes des
maladies.*

Que les chirurgiens français guérissent plusieurs cas
secondaires de syphilis par le sublimé corrosif, ce
n'est pas ce qui me surprend, parce que c'est une
mode parmi eux d'appeler vénériens des cas douteux qui très souvent cèdent aussi bien sans mercure
qu'avec son secours ; mais lorsque je vois le sublimé
administré dans des cas d'ulcères primitifs par des chirurgiens d'un nom et d'une expérience recommandable, tant parmi ceux des hôpitaux que parmi les

praticiens de la ville, qui ne pourraient manquer de vérifier souvent son insuffisance pour une guérison confirmée, je commence à penser que les vertus de ce remède sont trop dépréciées en Angleterre. Il est possible cependant que tel traitement anti-vénérien, reconnu sûr en France, soit sans effet dans notre île. Ce n'est pas à l'influence du climat seul qu'il faut l'attribuer. En France, les personnes infectées n'hésitent pas à aller de suite déclarer leur maladie, et l'emploi du remède la suit de près. Les filles publiques sont patentées et enregistrées; la police paie des hommes de l'art pour les examiner et faire un rapport sur leur santé; et quoique ce réglement soit plutôt dans l'intérêt de la santé générale que des mœurs, s'il est bien observé il doit contribuer grandement à prévenir les maladies graves et négligées, et à diminuer la contagion vénérienne. Mais qu'on en donne la raison qu'on voudra, il est de fait que les syphilis de nature grave ne sont pas plus abondantes en France qu'en Angleterre, et à mon retour à Londres j'ai trouvé autant d'exemples d'éruptions vénériennes dans le Lock-hospital, où il n'y a que cent malades, que dans l'hôpital des vénériens, qui en contient plus de cinq cent cinquante.

Au reste je déclare que je suis bien loin de faire cas du traitement anti-vénérien employé en France dans les cas douteux. La *syphilomanie* est une maladie qui devrait depuis long-temps se trouver dans les classifica-

tions des nosologistes; elle a étendu ses ravages sur
l'Angleterre, c'est en France qu'elle règne aujour-
d'hui. Si je n'avais jugé que de ce que je voyais sans
ouvrir les livres français écrits sur cette matière, je
me serais imaginé que lors d'une éruption ou d'un
ulcère dans quelque partie du corps, précédé ou par
une gonorrhée ou par un chancre, et ne cédant point
au traitement ordinaire, les chirurgiens français em-
ployaient le mercure, dans l'idée où ils étaient que l'affection était vénérienne, et confirmés dans cette opinion par le succès de ce moyen. Ce dernier point
semble en effet la grande pierre de touche pour savoir si la maladie est syphilitique ou non. La cachexie
syphiloïde, la pseudosyphilis, et l'hydrargyrie des
auteurs anglais, n'ont guère éveillé jusqu'ici l'attention
des Français, et aucun de ces termes, autant que je
puis m'en rappeler, ne se trouve dans l'ouvrage de
M. Lagneau. Ce livre, estimé des Français, est plein des
doctrines de M. Cullerier et de la pratique de l'hôpital
des vénériens; il est recommandé par les professeurs,
et on peut le regarder comme l'écho des opinions
adoptées en France sur la syphilis.

Si je comparais, relativement au traitement des maladies vénériennes, les chirurgiens français et ceux de
l'Angleterre, je dirais des derniers qu'ils rencontrent
continuellement des cas qui leur sont à-peu-près inconnus et sur lesquels ils se gardent bien de décider,
jusqu'à ce que l'histoire, les symptômes et les progrès de la maladie les aient convenablement instruits :

tandis que les médecins de France sont sûrs de tout à la première vue, et décident sur le moindre motif (comme sans aucun) que tous les cas qui leur sont présentés sont vénériens, et réclament le mercure.

Les consultations des professeurs de Paris m'ont fourni l'occasion de prouver ce que j'avance ; et je pourrais citer des exemples de ces décisions à la française, tirés des notes prises à ce sujet dans trois hôpitaux différens, la Charité, l'Hôtel-Dieu, et l'hospice de Perfectionnement.

C'est une opinion répandue parmi les médecins français que la gonorrhée donne fréquemment naissance à la vérole : et la plus légère tendance au bubon, pendant un écoulement, est pour eux le signe certain que le mercure est nécessaire pour prévenir une infection constitutionnelle.

Le premier professeur avec lequel je m'entretins de la maladie vénérienne me dit franchement qu'il pensait que les chirurgiens anglais n'entendaient rien à son traitement, et qu'il avait guéri dernièrement un malade atteint de chancres, qu'un chirurgien d'Angleterre avait laissé exister pendant long-temps sans avoir recours au mercure, tandis qu'à peine arrivé à Paris, les frictions avaient débarrassé notre compatriote de tout symptôme syphilitique.

Il est vrai de dire que les chirurgiens français qui sont venus à Londres depuis 1814, et qui ont reçu toutes leurs impressions de la pratique de nos hôpitaux, ont quelque raison de douter de la sagesse de la méthode anglaise, par les mêmes préventions qui nous font condamner la leur. Ils croient que le mercure, lorsque nous l'employons, est administré sans ménagement en frictions, et que souvent nous le rejetons comme inutile, dans des cas où le mal ne céderait qu'à lui.

Moi je soutiens que Paris est une mauvaise école pour les étudians qui veulent acquérir de solides connaissances sur le traitement des maladies syphilitiques. D'où vient que pendant l'hiver on trouve à peine un étudiant dans les salles des MM. Cullerier ? Je ne compte pas environ quinze *élèves internes* qui par leur place sont attachés à la maison. Reconnaîtrait-on avec moi à Paris l'insuffisance de l'enseignement sur les maladies vénériennes ? Dans l'été, il est vrai, M. Cullerier fait trois fois la semaine des leçons cliniques; mais soit que l'ennui de se procurer des cartes d'entrée dégoûte les jeunes médecins, soit tout autre motif, je n'ai jamais vu à ces leçons un auditoire nombreux.

Des Sciences accessoires à la Médecine.

———

S'il est nécessaire à la médecine d'emprunter des lumières et des secours à la physique, à la chimie, à la pharmacie, à la botanique, et en général à toutes les sciences, ce n'est qu'à Paris qu'un élève trouve tous les moyens d'instruction pour devenir universel. Il faudrait un ouvrage spécialement consacré aux diverses facultés de l'académie de Paris; mais pour donner une idée des cours savans que le jeune médecin peut suivre dans la capitale, il suffit de nommer MM. Biot et Gay-Lussac, professeurs de physique; Vauquelin et Thénard, qui ont porté le flambeau de l'analyse chimique sur les objets qui sont du ressort de la pathologie et de la physiologie humaine; Jussieu, Lamarck, Desfontaines, Mirbel, auxquels la botanique doit tant d'améliorations et de nouvelles richesses; Cuvier et Lacepède enfin, dignes successeurs de Buffon dans l'histoire naturelle.

Tous ces cours sont publics, et un nombreux auditoire prouve combien le goût des connaissances solides a fait de progrès depuis la révolution chez ce peuple que toute l'Europe a si long-temps appelé frivole. Il a déjà prouvé qu'il n'avait besoin que d'un gouvernement libéral comme celui d'Angleterre, pour se montrer digne d'être la patrie de Buffon et de Montesquieu. Lorsque nos Corines anglaises, telles que lady Morgan, ont été assister aux cours de l'Athénée et des académies, elles y ont trouvé aussi d'estimables Françaises, jalouses comme elles d'être initiées dans les secrets des arts et des sciences. Tout annonce en France l'influence d'un siècle de lumières; et la nation dont on ne vantait jadis que les modes et les colifichets, entendra désormais proclamer son nom dans l'Europe savante à côté de celui de la Grande-Bretagne.

Il est à regretter que l'université n'ait pas institué une chaire spéciale d'anatomie comparée dans l'école de médecine. L'histoire naturelle devrait faire partie de l'enseignement médical, et il serait utile d'en inspirer le goût aux élèves, dans l'intérêt de la physiologie.

Ce n'est pas que je sois grand partisan de ces canicides, comme les appelle M. Chaussier, qui, M. Magendie à leur tête, martyrisent des milliers d'animaux pour créer de nouvelles explications des phénomènes physiologiques dans l'homme, et nous faire croire que l'estomac a pu être remplacé dans ses fonctions par une vessie.

L'expérience, s'écrient-ils, n'est que dans nos expériences; l'observation n'est que dans nos observations.

Grâces aux travaux des anatomistes et des chimistes modernes, la médecine légale, qui prête sa lumière à la justice pour guider sa marche souvent incertaine, est parvenue en France à une perfection qui lui permet de prononcer sur les cas les plus épineux, tels que l'infanticide, le suicide, et les autres attentats contre le corps social.

Les noms de Mahon, Fodéré, Belloc, Marc, Chaussier, Prunelle, sont dignes de figurer à côté de ceux des Allemands, auxquels nous devons les meilleurs ouvrages sur la jurisprudence médicale.

Nous sommes fort arriérés en Angleterre pour la médecine légale ; ce n'est que depuis peu que le docteur Harrison a entrepris de faire sur cette science le premier cours qui ait jamais été annoncé à Londres. C'est ce qui expliquera aux lecteurs français pourquoi j'ai placé la jurisprudence médicale au rang des sciences accessoires à la médecine.

La pharmacie en France a été organisée en école comme la médecine. Les apothicaires n'y sont plus d'ignorans droguistes. On exige d'eux des connaissances en chimie et en botanique : aux MM. Fleurent, du temps de Molière, ont succédé des savans respectables, qui seront comptés au rang des meilleurs chimistes du siècle.

J'ai vu à l'école de Montpellier une salle décorée des portraits de tous les professeurs depuis les temps les plus reculés ; mais ceux qui vivent encore n'ont pas le droit d'y introduire leurs images. Les apothicaires-professeurs de Paris, jaloux d'avoir un ameublement semblable dans leur écoles, se sont empressés d'y suspendre déjà les tableaux qui transmettront leurs traits à la postérité.

Il est bien étonnant que la mode des classifications et des nomenclatures ait régné si long-temps en France, et qu'on ait tant tardé à les introduire dans la pharmacie. Aucun livre rédigé par le corps enseignant n'avait encore eu pour but de simplifier l'art de formuler, et de le faire concorder avec les dernières découvertes de la chimie et de la botanique. Enfin la pharmacie française annoncée depuis long-temps, fruit des travaux d'une commission nommée par la faculté, vient de paraître, et remplacera ces traités particuliers, compilations informes qui ont été jusqu'ici les seuls codes des apothicaires français.

Malgré tout le soin qu'on a eu d'élaguer quantité de formules consacrées dans les manuels particuliers, on est effrayé du nombre des remèdes parasites qui remplissent encore les fioles et les tiroirs des pharmacies. Espérons que la médecine, qui se simplifie tous les jours, forcera les polypharmaques à réduire leurs catalogues, et complétera la réforme de la matière médicale.

Du Dictionnaire des Sciences médicales, et des Journaux de Médecine.

Il était digne de la nation à qui l'Europe doit l'*Encyclopédie*, de créer un bon dictionnaire de médecine, où fussent réunies toutes les parties de la science, soit dans ses détails, soit dans son ensemble. Les talens des hommes distingués, qu'on nous annonça comme les collaborateurs de cette utile entreprise, lui promettaient un succès général ; mais bientôt l'éditeur, sûr de ses souscriptions, s'aperçut qu'il ferait plutôt fortune en accumulant sans discernement volumes sur volumes, qu'en n'insérant dans son dictionnaire que des articles rédigés par ceux qui étaient seuls en état d'en fournir de bien faits.

Les grands noms qui se trouvent à la tête de cette encyclopédie médicale ne sont plus un garant ; et s'il faut expliquer comment tel volume n'est d'un bout à l'autre qu'une compilation informe, j'apprendrai aux souscripteurs qu'un honteux trafic livre à des écoliers la plupart des articles. C'est à raison de soixante francs la feuille qu'ils sont payés à l'auteur prétendu ; mais celui-ci tient à ses gages quelques jeunes étudians de la rue St.-Jacques, dont la plume féconde est la seule ressource, et qui barbouillent le papier à tout prix. Il y a à Paris, pour la médecine comme pour la littérature, le tarif de tous les styles. On a du style à trente francs, et du style à quinze francs la feuille; c'est ce dernier qu'on revend avec un profit tout clair à M. Panckouke qui le trouve excellent, puisqu'il fait sa fortune. Un libraire tel que lui est une providence pour la gent écrivassière.

Il est cependant tel auteur qui travaille lui-même en conscience ses articles, et qui est d'ailleurs trop fier de son nom pour le faire servir de passe-port aux productions des myrmidons en médecine, comme il les appelerait lui-même. Heureux M. Panckouke, d'avoir encore, pour soutenir la gloire de son dictionnaire, un savant tel que M. Virey, qui nous cite tour-à-tour les auteurs sacrés et profanes, sérieux et badins, poëtes et prosateurs: soit que, parlant en style d'enthousiaste, il nous vante les merveilles de la nature, et montre le doigt de Dieu imprimé sur tous ses ouvrages; soit que, descendant au ton badin, il attaque avec l'arme du ridicule les dogmes les plus saints. O monsieur Panckouke! soyez fier de M. Virey : vous avez en lui tout à-la-fois Jean-Jacques et Voltaire; mais engagez-le, s'il veut continuer à nous parler, dans tous ses articles, des Omaguas, des Joloffs, des Anzicots, des Houzouânas, des Jaggas, des Ottomaques, des Afghans, des Tchutchis, des Jakutes, des Jukakres, et de tous ces peuples de *Myrmidons polaires*; engagez-le charitablement à ne pas en estropier les noms, car plus d'un souscripteur impatienté murmuretout bas qu'il désirerait du moins que M. Virey connût l'orthographe.

M. Panckouke fait marcher à côté de son dictionnaire un nouveau Journal de médecine, qui, comme toutes les feuilles périodiques, contient un article fort ennuyeux à côté d'un article piquant. J'aime assez les journaux de médecine française. On excelle en France dans l'esprit de critique, qui doit être surtout l'esprit d'un journal. Ce sont en général de jeunes docteurs qui fournissent les matériaux, et je les crois plus propres que les vieux auteurs à nous exposer sans préjugé les doctrines nouvelles, à analyser les systèmes, et à faire justice de ces théories qui prouvent le vide d'un cerveau malade. Quand la rage d'écrire s'est emparée de tous les médecins, on est heureux qu'un journaliste nous indique les productions qui méritent de figurer dans nos bibliothèques, et nous préserve du danger d'être surpris par le titre curieux d'un livre qui est comme l'étiquette trompeuse qu'un charlatan applique sur une drogue insignifiante (1).

---

(1) Si l'auteur, voulant remplir la seconde moitié du titre de ce chapitre, eût passé en revue tous les journaux de médecine qui paroissaient au moment où il était en France, je crois qu'il n'aurait pas eu à donner à chacun en particulier les éloges qu'il leur adresse à tous en général. La plupart de ces journaux étaient alors bien médiocres, et ils ont encore dégénéré depuis. MM. les directeurs s'imaginaient sans doute que rien ne pourrait leur faire perdre les abonnés qui recevaient leur recueil, faute d'un meilleur. Aujourd'hui il faudra bien qu'ils se ravisent ; car le nouveau Journal de Médecine, dont il a déjà paru quatre numéros sous le titre de *Revue médicale*, s'est montré capable de les leur ravir. Tous les autres journaux portent sur leurs couvertures les noms de plusieurs médecins distingués qui n'y insèrent jamais un article. Le frontispice de la *Revue* offre aussi des noms à tous égards recommandables, et ces noms figurent au bas de plusieurs de ses articles ; ou, ce qui est mieux encore, ses articles sont dignes de ces noms. Les docteurs qui sont à la tête de cette utile entreprise se recommandent par toutes les qualités nécessaires au critique : l'esprit, le zèle, une instruction méthodique et solide. (*Note du traducteur.*)

ÉCOLE

DE MONTPELLIER.

ÉCOLE
DE MONTPELLIER.

Loin de moi la pensée de renouveler ici les reproches que la morale et la politique ont justement adressés à ces gouffres immenses, connus sous le nom de capitales ! Je ne dois les considérer que sous le rapport des progrès des arts et des sciences. Il semble, au premier aspect, que tous les avantages soient en leur faveur : si l'on fait attention au perfectionnement journalier des branches d'industrie qu'on y exploite, à la marche gigantesque et comme révolutionnaire que les journaux scientifiques signalent chaque jour en parlant de la chimie, de la médecine, etc.

Les grandes capitales (et je veux parler surtout de celle de la France) sont des foyers qui répandent leur lumière sur les provinces. La multitude des savans qu'elles renferment, l'émulation qu'elles fomentent à l'aide des académies et de toutes les associations de ce genre, tout doit contribuer à la perfection de cette immensité de travaux entrepris avec tant de zèle et terminés avec tant de succès. Voilà les avantages, voici les inconvéniens.

Pour les sciences comme pour le gouvernement, Paris est la seule capitale de France. Les autres villes de ce royaume sont tellement secondaires après Paris, qu'il n'en est aucune dont l'académie mérite d'être comptée après l'Institut de France, ou les sociétés que les savans forment à Paris, sous des noms variés. La France est peut-être le seul pays où ce grave inconvénient existe. Car en Angleterre, en Allemagne, les métropoles des sciences ne sont point bornées aux capitales des gouvernemens. Ainsi, par exemple, les universités de Gœttingue, d'Jéna, d'Heidelberg, n'ont ni moins de réputation ni moins d'influence que celles de Berlin et de Vienne. L'on peut reprocher, à cette extrême division des foyers d'instruction transcendante, d'enfanter beaucoup d'ouvrages médiocres, parce que les hommes prennent souvent pour une inspiration du génie le zèle que donne l'émulation. Mais aussi l'on n'a pas à craindre que le véritable génie reste dans un sommeil causé par l'absence ou l'éloignement du foyer qui le réveille et le développe. Tel homme, capable de changer l'état actuel des sciences, vit peut-être dans quelque province, sans se douter de sa brillante destination ! Que lui manque-t-il donc pour être lui-même ? Le voisinage d'une académie, la société des savans, en un mot les circonstances qui peuvent lui révéler son aptitude et sa supériorité.

Voilà des réflexions que j'ai souvent faites lorsque j'ai comparé les établissemens des provinces de France avec ceux de la capitale. Autant les moyens d'instruction sont abondamment répandus dans Paris, autant ils sont difficiles et peu nombreux dans les autres villes. Cette partialité, cette prédilection pour une cité à l'exclusion de toutes les autres, me semble une injustice d'autant plus grande, qu'on n'a pas excepté de la loi générale la ville que tout l'univers appelle encore le berceau de la médecine.

Pendant mon séjour à Londres, j'avais entendu souvent parler de l'école de Montpellier. Quelques médecins que j'avais questionnés à cet égard m'en avaient rendu un compte si défavorable, que je résolus de vérifier par moi-même ce que je regardais comme des assertions fausses et dictées par la jalousie. Hélas! me disait-on, cette école autrefois si célèbre est aujourd'hui déchue de son antique splendeur. Son nom remplit encore le monde par l'ancienneté de son origine. Mais, au milieu des progrès rapides que les sciences viennent de faire, elle est restée stationnaire ; elle a protesté contre des innovations indispensables, et repoussé le fruit des découvertes modernes. Le galénisme y exerce encore un empire despotique. Les doctrines de Montpellier ont vieilli comme l'architecture des fondateurs de son école... Après un long séjour dans cette ville, qu'un roi célèbre appelait pépinière d'archiatres, je me suis convaincu que les reproches étaient peu fondés. Il est bien vrai que, depuis la révolution, Montpellier n'a pas conservé la prééminence sur toutes les écoles européennes. Les vieilles doctrines ont encore, parmi ses professeurs, des partisans d'autant plus dangereux, que leur éloquence et leurs succès militent en leur faveur ; mais il en est des universités comme de notre Chambre des communes. Si les préjugés et les fausses doctrines trouvent des membres disposés à les soutenir, l'opposition a toujours des hommes capables de combattre leurs prétentions par les armes de l'expérience et de la vérité. Et certes l'opposition a une attitude imposante dans l'école de Montpellier, quand elle a pour athlètes un Prunelle, un Delpech, un Decandolle !

Il me semble que l'école de Montpellier est très mal connue ; les médecins de Paris la traitent avec une injustice révoltante, quoique la plupart ne l'aient jamais visitée (1). A les entendre, on n'y fait point de clinique , on n'y peut effectuer une autopsie ; les

---

(1) S'il est des hommes à qui l'avarice et la jalousie fassent un besoin de diffamer ou de dénigrer, on doit avoir pitié d'eux et les laisser satisfaire leurs goûts : les traits de la calomnie sont émoussés par l'opinion publique avant d'avoir pu faire aucune blessure. Mais comment ne pas être profondément affligé quand on songe que ces mêmes hommes sont assez puissans pour accomplir tous les désirs inspirés par les deux passions qui les subjuguent ? Jusqu'ici ce n'avait été qu'en se montrant de plus en plus digne de son ancienne gloire, que l'école de Montpellier avait répondu aux croassemens de quelques détracteurs qui ne la connaissent pas. Aujourd'hui quelques autres qui doivent la connaître, puisqu'ils l'ont visitée plusieurs fois, semblent avoir pris à tâche de la ruiner de fond en comble... Encore quelques visites, quelques destitutions et quelques nominations, et la calomnie ne sera plus que de la médisance.

(*Le traducteur.*)

hôpitaux sont nuls ou dépeuplés de malades ; la chirurgie y est méprisée...

Comme j'ai tout vu par moi-même, et que, pour les
détails accessoires, j'ai puisé des renseignemens aux
sources les plus pures, je vais entreprendre de fixer
l'opinion publique.

Des Établissemens que l'Ecole possède.

L'école de médecine occupait autrefois le local où se trouve aujourd'hui le collége des pharmaciens. Elle occupe maintenant l'ancien hôtel des évêques de Montpellier. Cet édifice, dont l'architecture assortit celle de la cathédrale, n'est remarquable que par les proportions gigantesques de sa corniche gothique. On arrive à la porte d'entrée en traversant un pont de pierre. La ville de Montpellier est bâtie sur le sommet et les deux revers d'une colline. La pente nord de cette colline est très abrupte ; c'est au bas de celle-ci et à côté de l'église cathédrale que se trouve bâti l'ancien évêché. La rue parallèle à sa façade est coupée en deux par une muraille qui soutient un terrassement élevé au niveau de la porte d'entrée. L'espace compris entre la muraille et les caves de l'évêché représente un fossé profond ; le pont de pierre qui précède la porte principale semble avoir supporté un pont-levis. Ajoutez à cela les mâchecoulis figurés par la corniche qui couronne l'édifice, et vous croirez sans peine que, du côté de la rue, l'école de médecine ne ressemble pas mal à un château fortifié (1).

---

(1) Si quelques lecteurs me reprochent d'avoir conservé ici une foule de détails inutiles et qu'ils n'étaient nullement soucieux de connaître, je leur répondrai que mon devoir a été de traduire

L'amphithéâtre, le laboratoire de chimie, le musée anatomique, la salle des actes, celles du secrétariat, la bibliothèque et plusieurs appartemens pour le doyen et le professeur secrétaire, etc., occupent tout le local de l'ancien évêché.

L'amphithéâtre, appelé aussi *theatrum anatomicum*, est un édifice moderne, construit sur le modèle des cirques anciens. La chaire du professeur est antique et en marbre blanc; elle a été trouvée à Nîmes. On voit, dans les salles du secrétariat, les portraits de tous les professeurs qui ont enseigné la médecine à Montpellier, et dont plusieurs remontent aux premières années du XIIIe. siècle; elles servent au secrétariat et aux délibérations de la faculté. Mais au commencement et à la fin de l'année classique, lorsque le trop grand nombre de candidats nécessite la multiplicité des actes aux mêmes heures, les salles

---

et non d'analyser. Si quelques autres s'impatientent en lisant des choses qu'ils connaissaient mieux que l'auteur, il leur est permis de les passer. J'espère cependant qu'en y réfléchissant un peu, ces derniers pardonneront à M. Cross son exactitude minutieuse; car elle me semble la preuve irréfragable de la grande réputation dont l'école de Montpellier jouit encore dans les pays étrangers. Le sentiment qui porte les médecins de toutes les nations à la visiter est le même que celui qui appelle le pélerin dans la ville sainte, ou l'antiquaire dans Athènes. Cependant je me trompe: on va voir à Montpellier autre chose que des ruines, et la gloire de son école ne consiste pas seulement en des souvenirs.

(*Le traducteur.*)

du secrétariat deviennent auxiliaires de la salle des actes. Cependant il est de rigueur que les thèses soient soutenues dans cette dernière.

La salle des actes est ornée des bustes de Sauvages, de Rivière, de Guy de Chauliac et de Bordeu. On y voit aussi deux têtes antiques représentant Esculape et la déesse Hygie. Au milieu des bancs des professeurs, et au-dessus de la chaire du cathédrant, est placé, sur une colonne de marbre, un buste antique de bronze, représentant Hippocrate. Une couronne d'étoiles est suspendue sur la tête du père de la médecine, et ces mots sont inscrits dans le fronton qui surmonte la niche où la colonne est encastrée : *Olim Cous, nunc Monspelliensis Hippocrates.*

La salle des actes sert à la réception des docteurs, aux examens qui précèdent la thèse, aux discours d'ouverture, d'apparat ou d'inauguration, à la réception des professeurs, aux débats du concours, etc. Néanmoins on y fait aussi quelques-uns des cours non accompagnés de démonstrations, tels que la pathologie interne, la bibliographie, etc. L'école de Paris manque d'une *salle des actes.* Il est vrai qu'elle peut s'en passer à la rigueur, puisqu'elle a supprimé de sa coutume toutes les cérémonies auxquelles est spécialement destinée la salle des actes de l'école de Montpellier. Cette différence d'usage est un reproche que j'ai entendu adresser aux médecins de Montpellier par ceux de Paris. Mais, sans examiner jusqu'à quel point la réception d'un docteur peut être ridicule à Montpellier, parce que Molière l'a parodiée dans une comédie célèbre, j'oserai demander aux Parisiens si la légèreté de l'esprit français, et surtout des Français de la capitale, n'entre pas pour beaucoup dans ce persifflage subversif qui traite de burlesque une pompe auguste, et de ridicule un cérémonial imposant (1). Sont-ils d'ailleurs à l'abri du reproche qu'ils adressent aux autres ? N'ont-ils pas, comme eux, des robes traînantes, de l'hermine et des toques de chancelier ? J'ai lu quelque part que, dans les guerres des Cévennes, un chef de religionnaires disait à l'un de ses

----

(1) Outre l'accolade, la bague au doigt, et les autres cérémonies de l'émancipation des esclaves, le cathédrant revêt le récipiendaire de la robe, de la toque et du chaperon des docteurs. Après que le néophite est proclamé, il prononce un serment que mon lecteur me saura gré d'avoir transcrit :

Moi..., en présence des professeurs de cette école, de mes chers condisciples, et devant l'effigie d'Hippocrate, je promets, au nom de l'Être suprême, d'être fidèle aux lois de l'honneur et de la probité dans l'exercice de la médecine. Admis dans l'intérieur des maisons, mes yeux n'y verront point ce qui s'y passe, ma langue taira les secrets qui me seront confiés, et mon état ne servira pas à corrompre les mœurs et à favoriser le crime. Respectueux et reconnaissant envers mes maîtres, je rendrai à leurs enfans l'instruction que j'ai reçue de leurs pères. Je donnerai mes soins gratuits à l'indigent, et n'exigerai jamais un salaire au-dessus de mon travail. Que les hommes m'accordent leur estime, si je suis fidèle à ma promesse : que je sois couvert d'opprobre et méprisé de mes confrères, si j'y manque.

(*Note de l'auteur.*)

officiers, avant de marcher au combat : Je ris, mon ami, je ris ; car nous allons nous battre contre la réalité, tandis que nous admettons la Trinité. Qu'ils rient donc, j'y consens, puisque les Français veulent rire de tout, mais qu'ils rient comme les augures.

Le musée ou conservatoire se compose d'une nombreuse collection de pièces anatomiques, achetées à Florence avant que MM. Laumonier et Delmas eussent surpassé l'adresse des mouleurs toscans. Ces deux chirurgiens ont poussé jusqu'à une perfection effrayante l'art d'imiter avec la cire les préparations que la putréfaction dispute trop vite au scalpel de l'anatomiste. Ils ont déjà ajouté un grand nombre de pièces intéressantes au conservatoire de Montpellier. On y voit aussi une collection bien incomplète de pièces pathologiques, un arsenal renfermant quelques instrumens anciens, et presque tout-à-fait dépourvu des instrumens de la chirurgie moderne ; enfin un droguier assez bien fourni d'échantillons de toutes les substances que les trois règnes de la nature fournissent à la médecine. C'est surtout par rapport au droguier que le local occupé par le conservatoire mérite un grand reproche. Il se trouve à un rez-de-chaussée humide, peu aéré, et ne prenant le jour que dans des cours obscures. Je sais bien que la conservation des pièces en cire demande un air frais, et l'absence des rayons solaires ; mais les pièces pathologiques, les squelettes, et les autres objets d'anatomie comparée,

les matières végétales desséchées, demandent une exposition toute contraire ; et pour s'en convaincre, on
n'aurait pas eu besoin d'attendre que tous les os eussent jauni, que la rouille eût sali plusieurs instrumens
d'acier, et que les moisissures couvrissent la plupart
des objets de la collection.

Avant la révolution, les livres que possédait le Ludovicée ne méritaient pas le nom de bibliothèque; mais
en 1802 M. Prunelle fut chargé d'en former une pour
cette école. Ce savant professeur, que la variété de ses
connaissances rendait digne de cet important travail,
a justifié (1) la confiance du gouvernement par le
grand nombre et le choix des livres qu'il a rassemblés.
Avant la création de ce précieux établissement, un
médecin du siècle dernier, Haguenot, avait légué, à
l'administration de l'hôpital St.-Eloi, les livres qui
composaient sa bibliothèque. Ils furent transférés de-

---

(1) S'il arrive jamais (ce qui n'est pas impossible) que ce livre
tombe entre les mains de quelques unes des personnes qui ont fait
destituer M. Prunelle, et que (ce qui est un peu plus difficile à
croire) elles aient été de bonne foi en motivant la destitution,
il leur paraîtra sans doute que l'auteur a employé ici une expression bien impropre. Entreprendrai-je de la justifier ? ajouterai-je,
aux raisons que pouvait avoir l'auteur pour s'en servir, une
multitude d'autres raisons qu'il ignorait probablement? Cherche-
rai-je à démontrer combien il est absurde d'accuser d'avoir dilapidé
un établissement public, un homme qui avait fondé cet établissement, un homme qui devait le chérir, puisqu'il avait consacré, à

là à l'école de médecine, et la faculté fit placer, dans la grande salle de la bibliothèque, le buste en marbre du professeur Haguenot. Mais, postérieurement à cette époque, un homme qui a rempli l'Europe de l'éclat de son nom, Barthez, renouvela par son testament le généreux exemple de zèle et d'amour pour le progrès des sciences que Haguenot avait déjà donné. Le nom de Barthez est inscrit sur tous les livres qui lui ont appartenu. Cet hommage simple suffit pour immortaliser la reconnaissance que l'école lui doit comme bienfaiteur et professeur illustre.

Il serait nécessaire que le Ludovicée fît de nouveaux achats en livres; car depuis quelques années l'on a tant écrit sur la médecine et sur toutes les sciences, que la bibliothèque de Montpellier est devenue incomplète. En Angleterre, on se pique d'un soin scrupuleux pour se procurer de suite tous les ouvrages nouveaux, dans quelque langue qu'ils soient écrits. Ce n'est pas le seul rapport sous lequel nos bibliothèques l'emportent sur celles de la France. Elles

---

l'embellir et à l'augmenter, plusieurs années de soins et plusieurs sommes tirées de sa propre bourse? Non, non, le public a jugé en connaissance de cause; et lorsque ces personnes auront réfléchi mûrement à la décision qu'elles rendirent avec tant de précipitation, elles devront reconnaître, puisque je les ai supposées de bonne foi, elles devront reconnaître, le remords dans le cœur et la rougeur sur le front, qu'elles ont mérité le titre..... qu'on leur a donné déjà.

(Le traducteur.)

reçoivent les journaux scientifiques de tous es pays. La bibliothèque de Montpellier a d'autant plus besoin d'être rendue complète, qu'il n'y a dans la ville aucune autre collection de livres où le public soit admis (1).

Malgré ce que je dis ici, je suis bien loin de croire que, pour la médecine, la lecture des journaux et des ouvrages nouveaux puisse ajouter beaucoup aux connaissances d'un homme versé dans la lecture des livres anciens. Pour guérir les maladies ou pour soulager les souffrances, il y a de certaines données que les hommes ont dû connaître de bonne heure, et autour desquelles leurs descendans ont tourné sans cesse. Pour les sciences naturelles, c'est bien différent; mais on a tellement mêlé la médecine avec elles, qu'aujourd'hui l'on est convenu qu'il faut, pour l'une et les autres, se tenir toujours au courant des révolutions.

Parmi les causes qui ont contribué à la célébrité de l'école de Montpellier, je crois qu'on doit compter pour beaucoup la beauté de son climat et sa position

---

(1) Depuis que l'auteur a quitté Montpellier, on y a établi une antre bibliothèque publique. Elle est placée dans l'hôtel-de-ville, et l'on a rendu un hommage éclatant aux vertus et à l'instruction de M. Renaud, en lui en confiant l'administration. Ce respectable vieillard était trop timide et trop ami de l'obscurité pour solliciter la place de bibliothécaire ; mais en le forçant à l'accepter, les autorités de Montpellier ont prouvé qu'elles savaient quelquefois rendre justice au mérite modeste.

(*Le traducteur.*)

géographique. Placée dans le voisinage de plusieurs
ports de mer , dans un temps où les communications
maritimes étaient très actives dans la partie la plus civi-
lisée de l'Europe , les Arabes d'Espagne durent choisir , de préférence , cette ville pour y établir une
école de médecine. La diététique, à laquelle ils donnaient une importance presque aussi grande qu'à la
pharmacie , leur faisait un devoir de choisir un lieu
dont l'air fût très pur et le sol très propre à l'étude
des simples. Cela nous explique pourquoi, dans les
temps les plus reculés de l'existence de son école,
Montpellier a toujours attiré tant d'étrangers malades,
et fourni tant de botanistes célèbres. Encore aujour-
d'hui , dans toutes les parties du monde , Montpellier
n'est pas moins célèbre pour l'habileté de ses médecins
que pour la beauté de son climat.

Ces considérations devaient naturellement précé-
der ce que j'ai à dire touchant le jardin des plantes.
Ce magnifique établissement est une dépendance de
l'école de médecine, et a , pour directeur, le professeur de la faculté , chargé de l'enseignement de la
botanique. Cette science était déjà en honneur à
Montpellier, long-temps avant que le bon roi eût
chargé Richer de Belleval de créer le jardin. Tous
les botanistes ont remarqué que la situation de Montpellier était unique au monde pour le grand nombre
et la variété des plantes qu'elle fournit. Dans un rayon
de vingt-cinq milles, on trouve les plantes alpines ,
les plantes de la plaine, les plantes maritimes, et celles

de la mer. Un jardin de botanique n'était donc pas
d'une grande utilité dans un temps où chaque botaniste ne pouvait guère étudier que les plantes de sa
contrée ; mais lorsque la découverte du nouveau
monde , quand la géographie perfectionnée par les
voyages, lui eurent offert des espèces nouvelles et des
genres jusqu'alors inconnus, il fut indispensable d'a-
voir des établissemens où l'on pût élever les plantes
sans les laisser souffrir des changemens de climat (1);
et alors on construisit des abris , des expositions
appropriées , et plus tard des orangeries et des serres
chaudes. Le perfectionnement des systèmes de botanique , la réunion des faits en corps de doctrine , et
les classifications, firent réunir dans ces mêmes jardins
les végétaux indigènes et les plantes exotiques , afin
que, sans se déplacer, l'élève pût étudier toutes les
espèces connues.

Le jardin des plantes possède une des plus belles
serres chaudes que j'aie vues en France ; une orangerie dans laquelle on trouve tous les végétaux exotiques , excepté des orangers, et un conservatoire où
se trouve l'herbier du jardin et celui de Sauvages, plus
célèbre par le nom de son auteur que par la richesse
des échantillons qu'il contient. Le terrain destiné aux
plantes indigènes, ou pour mieux dire à toutes celles
qui peuvent supporter le court hiver de Montpellier ,

---

(1) Voyez Decandolle , Catalog. plant. hort. Monsp. præmon.

est généralement sablonneux et peu fertile. Pendant la belle saison les plantes de serre et d'orangerie, toujours dans des vases, viennent prendre leur place dans ce terrain où le règne végétal est rangé par familles naturelles, d'après la méthode de Jussieu.

Anciennement la place de directeur du jardin et de professeur de botanique était dévolue de droit au chancelier de l'université. Il résultait de ce privilège qu'un professeur, qui n'avait jamais fait de la botanique l'objet spécial de ses études, était pourtant obligé de l'enseigner, s'il était promu à la chancellerie. La révolution a réformé tous ces abus ; et maintenant l'on peut enseigner la botanique à Montpellier, parce qu'on est botaniste et professeur de l'école, et non point parce qu'on est doyen ou chancelier. Le professeur de botanique occupe au jardin des plantes une maison agréable et commode (1).

---

(1) Je dois ajouter *décente et digne d'un professeur*. Celui qui a succédé à M. Decandolle, loin de conserver cette maison dont il avait droit de jouir, a poussé l'humilité jusqu'à se contenter d'un petit logement autrefois habité par le jardinier. Il est vrai que M. Romé Delisle n'avait rien à refuser au recteur de l'académie, qui depuis le départ de M. Decandolle couvoitait la maison où il s'est installé. Le jardin des plantes est presque aussi bien entretenu maintenant qu'au temps où il était dirigé par le professeur génevois, ou par M. Dunal : avec cette différence pourtant que, dans certains endroits autrefois consacrés à quelques végétaux exotiques, on cultive aujourd'hui des choux, des salades et autres légumes à l'usage de la cuisine de M. le recteur.

(*Le traducteur.*)

Cela rend plus facile et plus exacte, en même temps, la surveillance qu'il doit au jardin, en sa qualité de directeur (1).

---

(1) Nous avons passé ici une note dans laquelle, après avoir raconté fort au long des particularités peu connues de l'enterrement de Narcissa, l'auteur exhalait des doléances amères à propos des profanations auxquelles est journellement exposé le lieu qu'il suppose renfermer la dépouille mortelle de la fille d'Young.

(Le traducteur.)

L'Anatomie.

———

En comparant l'école de Montpellier à celle de Paris, la première chose qui me frappe est la différence du nombre de professeurs. L'école de Montpellier n'en a que douze; celle de Paris en a au moins le double. Cette différence ne peut être fondée sur la quantité respective des élèves dans les deux facultés. En effet, quoiqu'ils soient plus nombreux dans l'école de Paris, et que l'amphithéâtre soit trop petit pour les contenir tous, je ne sache point que l'on s'y soit jamais avisé de faire dans le même trimestre deux cours sur la même branche de la science médicale. Ici la matière est plus divisée, et peut en conséquence être traitée plus à fond par chacun des médecins qui l'enseignent. Dans le Ludovicée, au contraire, presque tous les professeurs sont titulaires de plusieurs chaires, et ne peuvent jamais en remplir qu'une par an. Il n'y a point surabondance à Paris, mais il y a défaut à Montpellier; et cependant si la balance avait dû pencher d'un côté dans la répartition des avantages, c'était sûrement vers une ville où la faculté de médecine est le seul foyer d'instruction, plutôt que vers une capitale, où mille établissemens peuvent devenir les succursales de l'école de médecine, parce qu'on y fait des cours publics sur la plupart des branches de l'art de guérir.

C'est surtout par rapport à la partie fondamentale que péche l'école de Montpellier. L'anatomie n'y est point cultivée. La démonstration de cette science est confiée au chef des travaux anatomiques et au prosecteur; et comme le climat du Languedoc abrège beaucoup la saison pendant laquelle les exercices de l'anatomie sont praticables, il en résulte que l'anatomie descriptive est la seule qu'on puisse démontrer. Ainsi cette autre moitié de la science, à laquelle Bichat a donné tant de soins, est à-peu-près complètement négligée. La nécessité des descriptions anatomiques pour les nouveaux élèves rend impossible, pour l'anatomie, ce que l'on a fait pour plusieurs branches de la médecine, la division du cours en deux ans de durée.

Tous ces inconvéniens cesseraient si la faculté possédait un professeur chargé de l'enseignement spécial de l'anatomie. Il aurait un bel exemple à suivre dans cet homme ingénieux qui donna tant d'éclat et de charmes à la démonstration de cette science, avant que l'honorable épreuve du concours l'eût fait asseoir dans la chaire des professeurs. Aujourd'hui l'enseignement de la physiologie occupe tous les momens de M. Lordat; et certes il remplit ses obligations avec tant de zèle et de sollicitude, qu'il lui est impossible de doubler sa tâche en professant l'anatomie générale. Il sent le vice de l'organisation de l'école ; et pour y rémédier de son mieux , il fait tout ce que l'on peut à sa place , prêcher d'exemple et activer le zèle de ses subordonnés pour l'instruction des élèves.

Dans tous les lieux où il y a une académie rassemblant un grand nombre d'élèves , il en existe réellement deux , quoiqu'une seule soit titulaire de ce nom. Cette seconde académie, dont les membres ne sont ni réunis en corps ni distingués par un uniforme, se compose de ce qu'on appelle les professeurs particuliers. Ces hommes utiles qui , sans y être appelés par le gouvernement, se consacrent à l'instruction des élèves , trouvent la récompense de leurs travaux dans le salaire qu'ils reçoivent et dans le rapide accroissement de leurs propres lumières (1); car pour enseigner il faut savoir, et pour savoir il faut étudier. La nécessité des recherches et des discussions critiques fortifie le jugement. D'ailleurs l'habitude de parler en public donne déjà une supériorité quand un concours appelle les candidats à rendre le public juge de leurs talens. Aussi la plupart des concurrens sont des professeurs particuliers. A Montpellier comme à Paris , à Londres comme à Edimbourg , chaque professeur d'université a son émule parmi les professeurs particuliers. Quelquefois même il arrive que , par leur

____

(1) Barthez disait : Voulez-vous vous instruire? faites des cours. — Et sur quoi ? — Sur ce que vous ne savez pas.

(Le traducteur.)

empressement à suivre ses leçons, les élèves rendent au talent de l'humble répétiteur un hommage qui pourrait faire rougir la pourpre et le trône académique, si des revenus certains ne rendaient pas indifférent à l'opinion du public (1).

Les cours particuliers d'anatomie sont assez nombreux à Montpellier, et suppléent, autant que possible, au défaut de ceux de l'école. Le plus achalandé de tous les professeurs ; celui qui, par son adresse et son habileté dans les dissections, mérite la préférence que les élèves lui accordent, est le *chef des travaux anatomiques*. En le désignant par son titre, j'ai presque fait à M. Delmas le reproche de soigner son cours particulier, bien plus que les démonstrations d'anatomie que sa place l'oblige de faire à l'école. En serait-il des élèves comme du parterre d'un

---

(1) Parmi les professeurs particuliers, autres que ceux d'anatomie, il en est un qui mérite une mention toute particulière : c'est M. Frédéric Bérard. Ce jeune savant a montré dans ses cours de pathologie des connaissances si profondes et un esprit si méthodique, que les élèves, après l'avoir suivi pendant plusieurs années avec beaucoup d'empressement, l'ont prié de faire aussi un cours de thérapeutique et de matière médicale. Le programme de ce cours était déjà publié, lorsque des persécutions, dont M. Bérard était l'objet depuis quelque temps, ont éclaté tout-à-coup, et l'ont obligé de renoncer à des fonctions qu'il avait déjà exercées d'une manière si distinguée. *Voyez* la Lettre de M. Frédéric Bérard aux élèves de la faculté de Montpellier ; 12 avril 1820. (*Le traducteur.*)

théâtre de France ? Mais les comédiens ne se croient pas dispensés d'y mériter les applaudissemens un jour de *spectacle gratis*.

Après l'absence d'un professeur d'anatomie, la première cause qui fait languir cette science à Montpellier est la difficulté de s'y procurer des cadavres. Les cours particuliers et même ceux de l'école sont quelquefois interrompus, parce qu'on manque de *sujets*.

C'est ici, surtout, que la comparaison des écoles est toute entière en faveur de celle de Paris. Montpellier manque de la plupart des ressources que Paris offre pour l'étude de l'anatomie ; mais cette circonstance rend les anatomistes du Ludovicée excusables d'avoir mérité le reproche que j'adressais à ceux de la capitale. Je n'ai donc pas été surpris de ne jamais voir démontrer à Montpellier que la grosse anatomie. Dans l'amphithéâtre de l'école et dans celui des professeurs particuliers, je n'ai jamais rencontré de ces préparations délicates qui exercent tant la patience des savans d'Angleterre. Pour les injections fines et pour les dissections minutieuses, les élèves sont toujours obligés de s'en tenir à des préparations en cire, à des descriptions écrites, et aux iconographies qui les accompagnent. Comme la bibliothèque et le musée sont assez bien fournis des pièces en cire et de planches d'anatomie, elles suppléent jusqu'à un certain point au défaut des cadavres. Mais la connaissance positive et l'invariable fixation des idées ne peuvent s'acquérir que lorsqu'on a exécuté soi-même les préparations.

L'anatomie comparée fournit de grands secours à l'étude de l'anatomie humaine ; néanmoins on n'en connaît à Montpellier que le nom. J'en parlerai dans le chapitre où je traiterai des sciences accessoires à la médecine.

Physiologie.

———

Pourquoi faut-il que les hommes de génie ne puissent jamais s'occuper des détails? S'ils faisaient eux-mêmes l'application des grandes vues auxquelles ils se sont élevés, leurs ouvrages seraient parfaits, et leurs contemporains recueilleraient le fruit de leurs découvertes. Mais, hélas! on serait tenté de déplorer les avantages dont la nature doua quelques esprits, lorsqu'on pense à combien de hasards ils sont exposés avant d'être profitables au genre humain. Leurs sentences ne sont point comprises, leurs pensées sont dénaturées par la malveillance d'un rival ou par le zèle mal entendu d'un commentateur inhabile... Honneur à la modestie et au talent des hommes qui consacrent leurs veilles à rendre publiques des découvertes qu'ils étaient capables de faire! Nous devons Boerhaave à Van Swieten; Barthez a trouvé un digne interprète dans le professeur Lordat.

Au moment où Barthez entra dans l'école de Montpellier, les professeurs étaient partagés entre le solidisme de Bordeu et les doctrines galéniques. Les circonstances étaient à-peu-près semblables lorsque M. Lordat fut nommé à la chaire de physiologie. Seulement le galénisme avait été modifié par la chimie, et les solidistes avaient étudié à l'école de Bichat.

L'inimitié qui régnait entre Barthez et Dumas, une nuance bien prononcée dans les opinions physiologiques de ce dernier, s'opposèrent long-temps aux progrès du vitalisme. Ce n'est donc que depuis quelques années, et par les soins de M. Lordat, que la doctrine barthésienne a de nouveau fixé l'attention des médecins français. Jusque là tous les adversaires de Barthez s'étaient retranchés dans ce seul argument : Il a personnifié une abstraction ; si sa doctrine était fondée, quel motif aurait-il eu pour l'exposer d'une manière inintelligible? Ces reproches lui furent adressés aussitôt après la publication des *nouveaux Elémens de la science de l'homme*. Depuis, on ne lit plus son livre, mais on redit toujours les mêmes objections. Aujourd'hui l'on ne pourra plus en agir ainsi ; les leçons de M. Lordat expliquent tout ce que la doctrine barthésienne présentait d'obscur ; les *Conseils* seront bientôt suivis d'ouvrages plus considérables, destinés à la mettre dans tout son jour (1). Quand ces livres auront paru, la dispute ne pourra plus avoir le caractère qu'elle a conservé jusqu'ici. En innovant, Barthez ne donna point à ses ouvrages la forme polémique ; il se contenta d'exposer ce qu'il croyait vrai, sans combattre les

______

(1) Son attente n'a pas été trompée : M. Lordat y a parfaitement répondu dans le dernier ouvrage qu'il a publié sous le titre de *Doctrine de Barthez, et Mémoires sur la vie de ce médecin.* Il était impossible qu'un livre écrit sur une pareille matière et par un tel auteur ne fût pas critiqué. Mais, quoi qu'on ait pu en dire,

opinions de ses adversaires. Ceux-ci prirent cette conduite pour du mépris, et voulurent se venger avec le dédain. Mais si son commentateur cesse de garder la défensive; s'il s'avance même pour les attaquer de front, ils seront obligés d'employer d'autres armes que leurs argumens accoutumés.

L'école de Montpellier peut s'en glorifier à juste titre: Barthez est le premier Français qui ait écrit le mot d'analyse dans un ouvrage de médecine ; c'est lui qui le premier appliqua cet instrument à l'étude de la pathologie. Nul homme n'était en effet plus capable que Barthez d'approprier à la science qu'il cultivait les préceptes développés par notre illustre Bacon. Puisque la physiologie doit servir de fondement à la pathologie, on peut croire que l'analyse lui fut appliquée avec le même fruit. Les ouvrages de Barthez sont peut-être mieux connus en Angleterre qu'en France. Ce médecin y a joui d'une si grande réputation, que pendant sa vie plusieurs Anglais lui envoyaient des mémoires à consulter avec cette adresse :
A M. Barthez, en Europe.

Les nouveaux Élémens de la science de l'homme sont le plus beau titre de sa gloire ; et comme les doc-

---

il est certain que jamais auteur n'a mieux rempli ses obligations, et que jamais livre n'a mieux justifié son titre. Pour la méthode, celui-ci n'est pas au-dessous du *Traité des hémorragies*, et pour le style il est toujours digne de l'éloquence et de l'esprit du professeur de physiologie.

(*Note du traducteur.*)

trines contenues dans ce livre doivent être suffisamment connues aux lecteurs pour qui j'écris, il serait
inutile, et trop long pour la nature de mon ouvrage,
d'en faire ici une exposition complète. Néanmoins,
comme le vitalisme n'a pas encore été considéré dans
ses rapports avec les autres systèmes de physiologie,
je vais en essayer une analyse rapide, sous ce nouveau
point de vue. Je me suis borné presque toujours à
transcrire des notes prises aux leçons de M. Lordat,
ou quelques passages de ses *Conseils*.

(1) Tous les physiologistes conviennent aujour-
d'hui qu'il se passe dans le corps vivant des phénomènes qu'il est impossible d'attribuer aux lois qui
régissent les matières inorganiques. Les solidistes at-
tribuent ces phénomènes à l'organisation, c'est-à-
dire à l'arrangement des molécules. Une semblable
hypothèse répugne à notre sens intime ; et, pour
le moment, il faut au moins rester dans le doute touchant la cause des actes vitaux. Heureusement on le
peut, et l'admission d'une force est une abstraction
qui ne préjuge rien sur sa nature ni son origine. Ce
qui nous intéresse, ce sont les effets. Or la certitude de
ces effets et des conséquences qu'on en tirera dépend

---

(1) Autant que possible nous avons rétabli le texte de l'ouvrage
français comme nous l'avons déjà fait pour l'exposition de la
doctrine de M. Broussais. Ici l'auteur a analysé avec tant de
rapidité, que nous devons renvoyer le lecteur aux ouvrages de
Barthez, et surtout aux *Conseils* de M. Lordat.

(*Note du traducteur.*)

de la manière dont on constatera les uns et dont on déduira les autres, et non de l'opinion qu'on peut avoir sur la source des principes d'action. Les anciens avaient trop multiplié ces principes; mais les modernes tombent dans l'excès opposé. Les propriétés admises par Bichat ne suffisent point à l'explication de tous les phénomènes physiologiques. A quoi se rapporterait l'incorruptibilité du corps vivant au milieu des agens destructeurs qui l'environnent, la formation du fœtus, l'élaboration des matières contagieuses , etc.? Il faut donc en admettre un plus grand nombre, si l'on veut classer tous les actes vitaux. En étudiant ceux-ci dans chaque organe, il faut les considérer sous trois points de vue principaux : 1° en tant qu'ils constituent la manière de vivre particulière, et indépendamment de toute relation avec le tout : c'est là ce que Galien appelle fonctions privées de cet organe, et que Bordeu a rendu célèbre sous le nom de vie propre d'une partie ; 2° en tant qu'ils se rapportent au service du système entier, et qu'ils sont comme le tribut d'utilité payé par chaque partie au corps dont elle est membre : c'est ce que Galien nomme les fonctions publiques ; 3° en tant qu'ils découvrent entre des organes distincts un lieu secret (inexplicable par les rapports physiques) qui les unit et établit entre eux une communauté ou une alternative d'affections, lien qui est connu sous le nom de sympathie.

Les solidistes veulent que, pour connaître les propriétés vitales d'un organe, on le décompose en ses

tissus simples, parce que chacun de ces tissus réunissant à des degrés différens plus ou moins des quatre
propriétés qu'ils reconnaissent, la somme des tissus
et de leurs propriétés respectives fournira les données nécessaires. La doctrine de Barthez renverse ces
prétentions, et établit que, pour connaître les phénomènes vitaux d'un organe, il ne suffit pas d'en pouvoir rapporter les élémens aux diverses classes de parties similaires; que cette méthode de composition ne
fournit que des notions peu sûres et incomplètes, et
que rien ne peut dispenser d'une étude directe de l'organe pris dans sa totalité, et toujours considéré comme
partie d'un système vivant qui exerce une influence
perpétuelle sur les pièces qui le composent.

Parmi les moyens d'investigation, Haller donnait
la préférence à trois : ce sont l'anatomie pathologique,
l'anatomie comparée, les expériences sur les animaux
vivans. Les solidistes d'aujourd'hui pensent à-peu-près
comme Haller; tous ont négligé la pathologie. Dans
la doctrine de Barthez, voici l'ordre dans lequel tous
les moyens d'investigation méritent la confiance des
physiologistes :

L'observation de l'homme malade;

L'anatomie pathologique ;

Les vivisections ;

L'anatomie comparée.

La préférence que **M.** Barthez donne à l'étude de
l'homme malade sur tous les autres moyens d'investigation, annonce quelle importance il attache à la

physiologie du système total. En considérant l'homme sous ce point de vue, il parvient à établir que tous les phénomènes sont liés par une cause secrète qui les produit au besoin, qui n'obéit pas nécessairement aux agens extérieurs qui tendent à les faire naître, mais est déterminée par leur impression; qui les dispose dans un tel ordre pour les faire concourir à certaines fins, et qui les maintient au degré convenable à l'opération qu'ils doivent actuellement exécuter.

Parvenu à ce point, Barthez pense qu'il y a de grands avantages à s'élever jusqu'à la cause primitive des actes vitaux. Comme il n'est pas facile de distinguer la cause productrice de ces actes d'avec celle qui les met en harmonie, il a tout exprimé par la dénomination de principe vital. Ce mot ne signifie dans son langage que la cause, quelle qu'elle soit, de tous les phénomènes vitaux, et du rapport mutuel qui les unit.

Maintenant que j'ai exposé la doctrine, il me reste à parler du professeur qui la développe dans ses leçons.

M. Lordat est un de ces hommes rares qui plaisent et attachent à la première vue, aussi fortement qu'après une longue observation. Dans toutes les écoles de France, personne n'a porté plus loin le talent d'enseigner. Quel que soit le motif pour lequel on assiste à ses leçons, il est impossible de ne pas suivre son cours tout entier, après qu'on l'a entendu parler une fois. Il réunit assez de qualités pour plaire à toutes les classes

d'auditeurs. Le savant applaudit à son érudition choisie,
à la force de sa logique, à l'élévation de ses vues;
l'homme du monde admire une voix pleine, une
diction nette, une physionomie spirituelle, des gestes
remplis de grâce et de finesse ; l'élève le préfère à tous
les autres professeurs pour l'intérêt qu'il sait répandre
sur ses leçons, en usant d'une comparaison ingénieuse
qui explique sa pensée, quand les détails techniques seraient obscurs, en récitant à propos une anecdote piquante qui réveille l'attention fatiguée par la didactique.
J'ai entendu quelques personnes comparer à M. Lordat
un autre professeur de l'école. Mais pourtant quelle
différence ! M. Beaumes a besoin de tout son talent
pour faire oublier que son éloquence est déplacée dans
une chaire d'académie. Ministre du dieu de la médecine, ainsi qu'il aime à se nommer quelquefois, ses
oracles, débités avec la chaleur et l'exaltation d'un pro-
phète, présentent toutes les disparates possibles entre
le simple énoncé d'une vérité commune, et le gigantesque d'une imagination qui secoue le joug de la froide
raison. L'éloquence de M. Lordat est toujours égale:
ses pensées plaisent à la réflexion, autant que son débit charme l'oreille et les yeux. Ces professeurs ont
tous deux un talent remarquable ; mais s'il m'était permis d'user d'une comparaison, je dirais : Lordat est
classique comme Pope ; Beaumes nous étonne comme
Shakespeare.

C'est en fréquentant chaque jour l'école de médecine, que j'ai pu recueillir les matériaux d'un ouvrage

où j'avais tant de jugemens à porter. J'ai assisté à toutes les séances du cours de M. Lordat, quoiqu'il soit partagé en deux années. Chaque fois que j'entendais le professeur de physiologie, je trouvais de nouveaux motifs pour aimer ses leçons. Il porte si loin la sollicitude pour l'instruction des élèves, qu'elle le guide encore dans les solennités que d'autres consacrent à leur adresser des complimens, ou à s'en faire à eux-mêmes. A la fin de la seconde année de son cours, il termina sa dernière leçon par un adieu dans lequel je trouve le secret de sa méthode et de son talent comme professeur. Grâces à la sténographie, je puis mettre mon lecteur dans la confidence.

« Quel est le but d'un cours oral ? Doit-il renfer-
« mer tous les principes et tous les faits dont se
« compose la science qui en est l'objet ? Non ; cet en-
« semble systématique doit se trouver dans un traité ;
« mais les obligations du professeur ne sont pas
« celles de l'auteur.

« Celui-ci ne saurait mieux faire que d'aspirer à
« rendre superflus tous les livres écrits avant lui sur
« la même matière ; celui-là fait assez s'il incite à les
« lire, et s'il en rend la lecture facile et profitable.

« L'exactitude et la concision, dont les bons au-
« teurs se piquent dans l'exposition des principes,
« sont inséparables d'une sorte d'abstraction et de
« sécheresse qui peuvent rebuter les commençans.
« L'enseignement oral doit gagner les esprits à l'é-
» tude de ces dogmes, en répandant sur les plus abs -

« traits la clarté que produit la multiplicité des
« exemples, un certain attrait qu'engendre l'accent
« logique de l'expression, et je ne sais quel intérêt
« séduisant qui naît du commerce immédiat du
« maître avec les disciples.

« L'auteur se contente d'établir les propositions
« essentielles, et il omet ce que la réflexion peut sup-
« pléer. Le professeur conduit l'élève par la main
« dans toutes les opérations mentales qui doivent
« remplir les espaces intermédiaires : il pense à haute
« voix, comme l'ouvrier qui dresse un apprenti exé-
« cute en sa présence ce qu'il veut lui enseigner, avant
« de lui confier l'instrument, et de commettre sa
« conduite aux seuls préceptes de l'art.

« Tous les objets qui entrent dans le domaine
« d'une science, et que l'auteur croit devoir com-
« prendre dans son ouvrage, ne sont ni de la même
« difficulté ni de la même importance pour le but
« final qu'on se propose en l'étudiant. C'est au pro-
« fesseur de choisir ceux qui ont plus besoin de ses
« explications, et ceux qu'il sent devoir exercer le
« plus d'influence sur les progrès futurs de ses dis-
« ciples.

« C'est encore à lui de suppléer des principes utiles
« qui ont échappé à l'attention des auteurs, de discu-
« ter les opinions du jour que la célébrité d'un écri-
« vain accrédite, de prévenir le dégoût et la lassi-
« tude en changeant de sujet, dès que celui qu'il traite
« commence à fatiguer.

« Des diverses formes dont une idée peut être re-
« vêtue, il n'en est aucune qui trouve également accès
« auprès de tous les esprits. Une expression claire et
« précise pour l'un est obscure et ambiguë pour
« l'autre : soit que les mots ne présentent pas à tous
« la même acception, soit que de grandes différences
« dans la première culture en aient introduit de pa-
« reilles dans l'entendement.

« Or dans l'enseignement oral il se tient un véri-
« table colloque, où l'auditeur s'exprime automati-
« quement par les traits de son visage ; où, sans qu'il
« le veuille, sa figure décèle l'immobilité ou l'activité
« de son intelligence. Le professeur attentif entend ce
« langage ; il entend jusqu'aux objections qu'on lui
« oppose : et en parcourant des yeux son auditoire,
« il reconnaît la nécessité de reproduire un même
« dogme sous diverses expressions, de jeter de nou-
« velles lumières sur ses différentes faces, jusqu'à ce
« qu'un assentiment général lui permette de passer
« outre. »

J'avoue que si la lecture de ce morceau ne m'avait
rassuré, j'aurais protesté de mon incompétence, plutôt que de juger un savant avec les sentimens de mon
cœur. Ce n'est pas le cas de répéter ici que les hommes
qui ont donné les meilleurs préceptes sont ceux qui
les ont le plus mal exécutés. Que mon lecteur aille
entendre M. Lordat, qu'il écoute la voix de la renommée, et il conviendra que si le professeur de
Montpellier eût vécu au commencement du dix-

huitième siècle, Haller n'aurait pas eu raison de dire,
en parlant de Boerhaave : *Adeò disertè, dilucidè,
candidè, vir egregius sua præcepta dabat, ut pares
in arte ipsá habuisse possit, in arte docendi ne-
minem.*

Pathologie.

A la fin du dix-huitième siècle, quand les travaux des chimistes eurent reconstruit l'édifice entier de leur science et fondé la chimie pneumatique, l'attention de tous les savans dut se tourner vers eux : chacun voulut appliquer à la branche qu'il cultivait des découvertes qui donnaient à la chimie un caractère de certitude dont aucune autre science n'avait encore approché. La médecine suivit la direction générale des esprits. Les mécaniciens et les galénistes, dont les sectes subsistaient encore, purent renouveler leurs prétentions, et secouer un moment le solidisme de Brown et de Haller. La lutte s'était bornée presque toujours à la production de quelques ouvrages polémiques. Un professeur de Montpellier alla plus loin; il pensa que la chimie pneumatique pouvait servir de fondement à une bonne classification des maladies, et il publia un grand ouvrage dans lequel toutes les maladies furent rangées dans un cadre nosologique, en les rapportant aux quatre divisions suivantes : *calorinèses, oxigénèses, azoténèses, hydrogénèses.* Ces quatre classes auraient pu être réduites à deux, en les appelant d'un nom composé, tel que *oxicalorinèses, hydroazoténèses.* En effet, pourquoi séparer des affections dans lesquelles il y a la même indication à remplir : dans la première rafraîchir, échauffer dans la seconde ? M. Beaumes a dichotomé la sthénie et l'asthénie ; c'est une des mille et une modifications sous lesquelles on a reproduit le système de Brown. On sait aujourd'hui ce qu'il faut penser des classifications. Excepté les auteurs qui en ont fait, tout le monde est persuadé que ce sont des moyens artificiels, et par conséquent inexacts, de rapprocher les maladies. Peut-être les nosologies étaient-elles utiles lorsque, à l'exemple de Sauvages, les médecins avaient multiplié à l'infini les espèces, en décrivant, comme des maladies particulières, quelques symptômes isolés. Maintenant l'étude de la pathologie repose sur la recherche de l'organe malade, et l'on ne s'occupe plus de grouper arbitrairement des symptômes pour leur donner le nom de fièvres.

Je parle en général, parce que je suppose que les idées de la capitale s'acclimateront à Montpellier : il s'en faut pourtant de beaucoup qu'elles y soient généralement adoptées. La nosographie de M. Pinel conserve des partisans parmi les élèves. Les professeurs de l'école peuvent se diviser en trois classes, par rapport à leurs opinions en médecine : les *solidistes* (j'ai déjà dit qu'ils s'étaient formés à l'école de Bichat), les *vitalistes* et les *galénico-chimistes*. Les idées de M. Pinel, sans appartenir exclusivement à l'une de ces trois classes, ont du rapport avec toutes. Pour le traitement des maladies, le Ludovicée est d'accord avec lui; mais pour les motifs du traitement, pour l'explication de l'action des remèdes, les professeurs de Montpellier ne peuvent point partager les opinions de celui de Paris. Maintenant on peut deviner d'avance comment chacune des trois sectes aura accueilli la réforme que M. Broussais vient d'opérer dans la pathologie.

S'il est vrai que le germe des idées du novateur fut contenu dans les ouvrages de Bichat, les solidistes doivent être conduits naturellement, et presque à leur insu, à adopter une doctrine qui rapporte toutes les maladies à la lésion des organes ou des appareils organiques.

Pour la même raison elle doit répugner beaucoup aux idées des vitalistes. Reconnaissant l'unité physiologique et les déterminations spontanées du principe vital, les disciples de Barthez ne peuvent admettre la nécessité des lésions organiques pour causer toutes les maladies, et la nécessité d'une stimulation venant du dehors pour déterminer toutes les réactions intérieures. Cependant, comme les grands génies pressentent les découvertes les plus importantes, les idées de Barthez, sur l'analyse médicale et sur le traitement des fluxions, ont dû trouver leur application dans la doctrine de M. Broussais. Voilà le point par où la réforme s'est rapprochée du vitalisme. Citons un exemple. Long-temps avant que M. Broussais

publiât ses ouvrages, M. Berthe (1), en décrivant la
fièvre jaune qui régna en Andalousie pendant les
années 1804-1805, dit textuellement qu'il est impossible de méconnaître dans le début de la maladie
une irritation portée sur l'estomac. Aussi, au lieu de
suivre la méthode banale de faire vomir le malade,
il conseille l'emploi des adoucissans jusqu'au moment
où les progrès de la maladie ont fait naître de nouvelles indications. Les idées de M. Broussais sur la
fièvre jaune sont conformes à celles des professeurs
de Montpellier, et cette fois le vitalisme a eu l'honneur de l'initiative. A Dieu ne plaise cependant que
je veuille diminuer le mérite personnel de M. Berthe!
il fallait un esprit comme le sien pour que la doctrine
barthésienne y produisît de semblables fruits. Chargé
de professer la thérapeutique et la matière médicale,
il a su donner une marche nouvelle et plus profitable

____

(1) M. Berthe a terminé son honorable carrière à la suite
d'une maladie longue et douloureuse. Doué d'un esprit éminem-
ment juste et d'une grande fermeté d'ame, il porta toujours dans
l'exercice de ses fonctions cette justice indépendante et cette
énergique franchise que la fréquence des révolutions de notre
siècle ont rendues bien nécessaires à tous les hommes relevant du
gouvernement d'une manière plus ou moins immédiate. Par
malheur ces qualités sont devenues si rares, que l'on a vu l'esprit
de parti pénétrer dans le sanctuaire de la science pour y désigner
des victimes; quelques savans consentir à se faire ses instrumens, et souiller tous leurs titres de gloire par une lâche condes-
cendance, ou par des torts encore plus odieux.

(*Le traducteur.*)

à ces deux sciences, en réunissant leur enseignement et les éclairant l'une par l'autre. Les leçons de ce praticien judicieux sont dignes de l'esprit d'analyse et de la méthode avec laquelle il observa les malades de Séville et de Cordoue (1).

L'on s'attend bien que la plus grande opposition aux idées de la réforme se trouvera dans la troisième secte que j'ai déjà appelée galénico-chimiste. M. Beaumes, qui en est le chef, s'est élevé de toutes ses forces contre une doctrine qui nie les crises et les altérations humorales. Le seul point sur lequel il a été d'accord avec M. Broussais, est la manière dont celui-ci a

---

(1) Je ne sais d'où vient que la plupart des personnes qui lisent le livre de M. Berthe tombent dans l'erreur que M. Cross commet ici. L'épidémie avait entièrement cessé quand les médecins de Montpellier arrivèrent en Andalousie, et par conséquent ils ne purent y observer des malades atteints de la fièvre jaune. Ce ne fut pas leur faute s'ils n'arrivèrent pas à temps. A cette époque on ne pouvait voyager en Espagne qu'avec beaucoup de difficulté, et la seule vérification des papiers arrêta les médecins français plusieurs jours dans chacune des villes qu'ils traversèrent. Mais aujourd'hui que la plus parfaite harmonie règne entre les deux gouvernemens, et qu'on peut aller de Paris à Cadix presque sans descendre de sa chaise de poste, comment se fait-il que M. Pariset, qui a renouvelé la tentative déjà faite par les docteurs de Montpellier, ait encore plus mal réussi qu'eux? Peut-être que le médecin-censeur a trouvé commode de se faire une réputation d'homme courageux et phi- lantrope, en s'exposant à un danger qu'il était sûr de n'avoir pas à craindre, puisque, au moment où il se décida à partir de Paris, les journaux avaient annoncé que les progrès de la maladie décroissaient sensiblement, et qu'ensuite il s'arrêta en route assez

jugé la *Nosographie philosophique*. Le professeur
de Montpellier continue de suivre, dans ses cours
annuels, les principes de la classification d'après lesquels il a écrit sa Nosologie. La vieillesse tient à ses
opinions autant qu'à ses habitudes : les unes et les
autres font son bonheur. Il lui serait pénible d'en
changer, parce que, s'attachant aux idées acquises
d'autant plus fortement que le domaine des illusions
diminue autour d'elle, elle craint d'entreprendre un
examen qu'elle n'aurait pas le temps de terminer.

Cependant gardons-nous d'attribuer à la routine
des vieillards la conduite de M. Beaumes. Ce n'est ni
par obstination ni par paresse qu'il refuse les idées

---

long-temps pour que les événemens de l'île de Léon l'empê-
chassent d'arriver au but de son voyage. Si le public a mal jugé
M. Pariset, il avait une belle occasion de lui prouver son erreur.
Pourquoi, dès l'instant qu'on a eu des nouvelles certaines qu'une
autre fièvre jaune ou peut-être même la peste avait éclaté dans les
îles Baléares, ne s'est-il pas hâté de partir pour aller l'observer
et tâcher d'en arrêter les ravages? Dans douze jours il pouvait
arriver en poste au premier port de la Catalogne; et là, en s'em-
barquant sur un paquebot, il arrivait à Majorque après un ou
deux jours de traversée. Mais il n'a eu garde de saisir cette occasion;
il a mieux aimé jouir paisiblement de tous les avantages moraux
que sa première expédition lui a déjà procurés. Certes si le Dictionnaire des sciences médicales a une deuxième édition, il faut
espérer que l'auteur de l'article Charlatanisme ne manquera pas de
signaler ce nouveau moyen de se donner de la vogue et du renom.
Il est bien plus relevé et bien plus profitable que tous ceux qu'on
avait employés jusqu'ici.

(*Le traducteur.*)

du réformateur ; son opposition émane d'un esprit supérienr rempli du sentiment de ses forces. Malgré son âge, il ne craint pas de descendre encore dans l'arène polémique : *dura viro viridisque senectus.* Il ne se dissimule point les forces de ses adversaires ; mais il se sent capable de les combattre, parce qu'il a conservé toute la vivacité d'imagination et la force de jugement qu'il avait quand il publia sa Nosologie. Quoique septuagénaire, son éloquence brille encore de tout son éclat ; elle frappe par sa facilité, entraîne par sa chaleur. Je l'entends encore, invoquant du haut de son trône Hippocrate et les dieux de la médecine, réciter les doctrines orthodoxes, ou fulminer des arrêts de réprobation contre les partisans de l'erreur.

~~~

Chaires de chirurgie.

Quand une école nous offre un professeur de chirurgie théorique et un professeur de clinique externe tels que ceux qui occupent aujourd'hui les chaires à Montpellier, il faut bien s'en prendre aux localités si la chirurgie n'y brille pas du même éclat qu'à Paris. Avec des hôpitaux dignes de ses professeurs, l'école de Montpellier produirait sans doute des élèves dignes de ceux que forment, dans la capitale, les Boyer, les Dubois et les Dupuytren. Mais il semble que le Ludovicée lui-même dédaigne de rivaliser en ce genre avec Paris; et tel professeur ose déclamer dans sa chaire contre le vil métier des opérateurs, traitant la chirurgie comme une sœur dégradée de la médecine, et invoquant contre elle les temps où les barbiers-chirurgiens étaient les très humbles valets des docteurs, fiers de leurs diplômes, comme la caste nobiliaire de ses parchemins. Mais la chirurgie exercée par Dubois, Percy, Boyer, a cessé d'être roturière (1); ses chaires se sont élevées à côté de

---

(1) Et ce n'est point parce que ces trois chirurgiens furent barons de l'empire.
~~~

celles de l'orgueilleuse pathologie médicale. MM. Delpech et Fages peuvent, aussi bien que M. Baumes lui-même, desservir les autels du dieu d'Epidaure. Celui-là est médecin comme Hippocrate, qui peut également réussir dans les deux branches de l'art.

Je ne balance pas à mettre M. Delpech sur la ligne de M. Dupuytren, persuadé que M. Delpech à l'Hôtel-Dieu vaudrait bien M. Dupuytren, et qu'à l'hôpital Saint-Eloi celui-ci serait à peine M. Delpech. Ce dernier même a certainement plus d'érudition que son collègue de Paris, parle avec plus de facilité encore, quoiqu'un peu monotone dans son débit, et ne lui cède en rien pour le génie chirurgical, puisqu'on est convenu de donner ce nom à la hardiesse et à la témérité des opérateurs. Lorsque M. Delpech vint disputer au concours la chaire qu'il occupe, il avait pour rival M. Fages. Les deux concurrens étaient égaux en mérite comme chirurgiens ; et ce ne fut qu'à sa jeunesse et à sa brillante élocution que le premier dut son triomphe.

Aussi, au concours suivant, M. Fages avait-il encore peur de quelques considérations, quoiqu'il eût affaire à un antagoniste qu'il lui fut facile d'écraser de sa supériorité, mais qui était connu par son adresse à se faire ouvrir par la ruse la porte des sociétés savantes.

Il doit m'en coûter de garder ici l'impartialité dont un juge ne doit jamais s'écarter. Je parle d'un homme pour qui les Anglais sont la bête noire, et qui ne laisse échapper aucune occasion d'attaquer nos médecins, tantôt par une réfutation sérieuse, tantôt avec l'arme plus dangereuse encore du, ridicule. Le nom de nos grands hommes ne lui en impose guère. S'il cite par fois quelques unes des améliorations que la science leur doit, il observe aussitôt qu'il aura rarement à leur payer ce tribut de reconnaissance que peuvent réclamer dans tous les pays les inventions utiles. Souvent même, après avoir perfidement prodigué des éloges magnifiques à une découverte exportée de notre île, il sait très bien ajouter, avec son sourire malin, qu'il est bien fâché, pour *messieurs les Anglais*, que cette découverte soit un vol fait à la France : et il a toujours en réserve quelque vieux auteur gaulois qu'il nous accuse d'avoir pillé. On ne peut pas avoir plus de prévention nationale dans un cours académique. Heureusement l'Europe est là pour proclamer l'Angleterre à la tête des nations savantes ; et les quolibets du professeur de Montpellier ne font rire que les élèves de son école. Que dirait M. Fages, si, lorsqu'il s'égaie si complaisamment à nos dépens, il voyait apparaître dans son amphithéâtre les ombres outragées des Sydenham, des Morton, des Mead, des Pott, des Monro, des Willis, des Hunter, etc., etc. (1).

----

(1) Je suis surpris que M. Cross n'ait pas fait un plus fréquent

M. Fages fut le premier professeur que j'allai entendre à mon arrivée à Montpellier. Je venais directement de Londres, où mon maître de français m'avait assuré que j'étais en état d'entendre facilement cette langue. Etonné de ne pas comprendre M. Fages, je craignis un moment d'avoir été dupe d'une mystification pareille à celle de ce gentleman qui, croyant avoir appris la langue française, s'aperçut un peu tard qu'il n'avait étudié que le bas-breton ; mais on m'expliqua que, pour entendre M. Fages, il fallait avoir quelque connaissance du patois ; car ce professeur a tellement l'accent de sa province, et donne si volontiers à ses expressions la tournure de l'idiôme languedocien, qu'un Parisien peut-être serait aussi embarrassé que je le fus. Une fois fait à son langage, j'admirai de tout mon cœur sa précision logique, et la manière piquante et fine dont il présente ses idées. Aucun professeur ne se renferme plus rigoureusement dans les limites de son sujet ; moins jaloux de briller que d'instruire, il est aussi suivi que M. Lordat lui-même. Aucun cours de chirurgie à Paris ne m'a satisfait autant que le sien ; il est bien à regretter qu'il ait la réputation (1) de n'être pas heureux

---

usage de la figure qu'il emploie ici. La prosopopée doit naturellement plaire beaucoup aux Anglais ; c'est la fantasmagorie de la rhétorique.

(*Note du traducteur.*)

(1) Cela peut être fâcheux pour sa bourse ; mais qu'importe

dans ses opérations. Aussi est-il rarement appelé pour en faire, depuis surtout que M. Delpech a envahi toute la pratique chirurgicale de Montpellier et de la banlieue ; mais il est consulté plus généralement pour les maladies syphilitiques, et possède des connaissances rares sur cette partie de la médecine. Peut-être un jour fera-t-il paraître un corps de doctrine sur cette matière : ce serait le manuel des élèves de Montpellier.

Mais M. Fages n'est pas de ces hommes qui tiennent à grande gloire de se faire imprimer tout vivans. Est-il, après tout, bien nécessaire qu'un professeur soit auteur ? Un auteur n'est-il pas ordinairement esclave de ses opinions imprimées ? Est-il assez impartial, fait-il assez facilement abnégation d'amour-propre pour indiquer aux élèves les ouvrages qui valent mieux que les siens ? Ne consacrera-t-il pas trop volontiers ses leçons à rompre des lances contre tous ceux qui ont écrit dans des principes qui contredisent ceux qu'il a émis lui-même, et à prouver à ses élèves que ses livres sont le seul évangile qu'ils doivent reconnaître ? Avec le cours actuel des choses en médecine, il est à présumer que les derniers venus auront seuls raison ; il est toujours temps de se rétracter quand on n'a rien imprimé. Combien de fois (j'aime à le croire) M. Beaumes

---

pour son mérite, si, comme quelques autres hommes, il vaut mieux encore que sa réputation ?

(Note du traducteur.)

s'est-il avoué à lui-même que sa classification chimique était la plus absurde des théories! Il croit cependant qu'il y irait de son honneur de ne plus parler d'oxigénèses, de calorinèses, etc. , etc., dans ses éloquentes leçons. Ce n'est pas malheureusement à un homme de son caractère qu'on pourrait citer avec fruit l'exemple de Fénélon, qui condamna lui-même ses erreurs en théologie dans sa chaire épiscopale.

Les médecins sont un peu trop comme les sectaires de Mahomet : hors de leur alcoran, point de salut.

Clinique.

Si l'élégance des formes était le principal avantage d'un hôpital, je ne balancerais pas à mettre en première ligne celui qui porte le nom de Saint-Eloi à Montpellier. En effet, si j'en excepte l'hôtel-Dieu de Lyon, je n'ai pas vu en France un établissement de ce genre qui eût une architecture plus régulière et une distribution plus commode. Mais ce vaste édifice est loin de réunir toutes les qualités de salubrité et d'exposition que l'on recherche tant aujourd'hui. Placé dans un quartier bas, il n'est séparé des maisons qui l'entourent que par des rues étroites et mal aérées. Tous ses murs de clôture sont fort élevés, et empêchent l'air de circuler librement dans les cours; sa position n'est pas moins désavantageuse pour son voisinage que pour lui-même. Les hôpitaux deviennent des foyers de corruption, lorsque les typhus se développent dans leurs salles encombrées de malades par la guerre ou par tout autre fléau. On diminuerait tous ces inconvéniens, si on les plaçait toujours à quelque distance des villes; car enfin, puisque les citoyens s'imposent volontairement des contributions pour entretenir ces asiles où la misère trouve un refuge contre la douleur, il serait juste qu'ils ne fussent jamais exposés à devenir victimes de leur sollicitude.

Quand on le considère comme destiné à l'instruction des élèves de l'école, on trouve que l'hôpital Saint-Eloi n'est digne ni du Ludovicée ni d'une ville de troisième ordre. Il ne peut souffrir la comparaison avec aucun des hôpitaux de Paris, et même de plusieurs hôpitaux des villes de province. L'observation des malades est la base de la clinique; et malheureusement l'hôpital n'en est pas toujours bien fourni. Néanmoins le zèle des professeurs triomphe de ce grave inconvénient; ils tirent un si grand parti des moyens qu'ils ont à leur disposition, que, malgré la différence des ressources, la clinique se fait aussi bien à Montpellier qu'à Paris.

De même que dans tous les hôpitaux de la capitale, les cas chirurgicaux sont séparés des maladies internes; aux uns et aux autres sont affectées des salles particulières. Le médecin et le chirurgien de Saint-Eloi font tous les matins visite et leçon; ils suivent la même marche pour l'enseignement de la médecine et de la chirurgie clinique. Au lit du malade, ils dirigent l'attention des élèves sur les circonstances qui méritent d'être notées : ensuite ils font de ces remarques le sujet de leurs conférences. Ici le professeur ne se tient plus à la distance qu'il gardait dans les cours académiques. L'élève clinicien est admis dans les hôpitaux pour commencer à pratiquer la médecine; ses premiers pas doivent donc être guidés

par son maître; il ne peut se passer de ses secours
immédiats. Aussi le professeur l'interroge, lui demande son opinion sur la maladie, sur le traitement
qu'il croit convenable d'employer, etc. Tous les
élèves cliniciens sont chargés d'observer des malades,
et de faire des rapports sur la maladie. Ces rapports
sont ensuite lus et discutés en présence du professeur.

Fouquet, qui avait créé cette méthode d'enseignement, en développa tous les avantages dans ses
leçons. Formés à son école, MM. Broussonnet, Lafabrie et Delpech se sont montrés les dignes successeurs
du premier professeur de clinique.

Malgré la ressemblance apparente de leurs opinions,
MM. Lafabrie et Broussonnet diffèrent beaucoup
dans leur pratique. L'un a autant de confiance dans
les efforts médicateurs de la nature, qu'il en a peu
dans les médicamens. Au contraire, l'autre est poli-
pharmaque, et sa médecine est toujours agissante.
Celui-ci théorise beaucoup, et abuse peut-être des
explications; celui-là e n pousse la haine jusqu'à dés-
approuver la recherche des traces que la maladie
laisse dans le cadavre. Cependant je les ai vus tous
deux administrer l'émétique dans le début de quelques pleurésies; traiter l'*ataxie* et l'*adynamie* par
le quina, le camphre, et tous les excitans les plus
énergiques.

Dans le chapitre précédent j'ai déjà parlé de
M. Delpech; mais mon lecteur ne sait pas encore
qu'il fut dans Montpellier le restaurateur de la chi-

rurgie clinique. Avant lui quelques opérateurs distingués avaient occupé sa chaire, mais aucun n'avait fait pour l'enseignement pratique de la chirurgie ce que les médecins de Saint-Eloi firent pour la clinique interne.

M. Delpech étudiait à Montpellier pendant que Fouquet vivait encore. Il puisa dans ses leçons les préceptes qu'il alla mûrir ensuite dans les hôpitaux de la capitale. Depuis que ses talens et les circonstances lui ont fourni l'occasion de les appliquer, il a répandu le goût de son art parmi les élèves; et aujourd'hui l'école reçoit chaque année un assez grand nombre de docteurs en chirurgie, au lieu qu'avant l'arrivée de M. Delpech il se présentait à peine un ou deux candidats qui demandassent ce titre.

Je ne sais pour quelle raison les salles de chirurgie sont toujours plus remplies que celles de médecine. Cette abondance de *blessés* fait que les élèves peuvent voir pratiquer toutes les opérations chirurgicales, en suivant quelque temps la visite de M. Delpech. Pour l'instruction des spectateurs et pour la commodité de l'opérateur, ces opérations se pratiquent toujours sur un lit placé au milieu d'un amphithéâtre que M. Delpech fit construire exprès. On appelle ce lieu la salle du courage. Un stoïcien demanderait peut-être si ce nom se rapporte au malade ou au chirurgien.

Le zèle de M. Delpech pour l'anatomie pathologique est égal à celui des médecins de Paris. « Gardons-nous, disait-il dans un discours d'apparat, gardons-nous d'un respect mal entendu qui nous ferait négliger le complément de nos études. Forçons la mort à nous révéler ses secrets : ce pieux sacrilége peut arracher quelques victimes à sa fureur. Notre siècle ne doit point avoir les préjugés de l'ancienne Egypte, où l'on chassait à coups de pierres les hommes qui avaient fait les incisions nécessaires à l'embaumement des cadavres ». Cette profession de foi déplut aux administrateurs et aux sœurs de l'hôpital. Ne pouvant heurter de front les volontés du chirurgien en chef, leur conscience timorée mit en jeu toutes les ruses capables de les entraver ; mais il sut opposer une résistance énergique aux empiétemens d'une autorité subalterne.

Les infirmeries de la maison centrale de détention et du dépôt de mendicité pourraient devenir d'utiles succursales de la clinique de l'école, si la nature des établissemens auxquels elle appartient n'était un obstacle à la libre admission des élèves. Cependant les médecins ont le droit d'en amener toujours un certain nombre avec eux. Je n'ai jamais eu cette faveur ; mais j'ai entendu dire qu'elle était très recherchée, parce que ces infirmeries contiennent toujours beaucoup de malades, et qu'on y trouve des maladies qu'on a rarement l'occasion d'observer à Saint-Eloi. Quand même tous ces avantages ne s'y trouveraient pas réunis, le nom de MM. Prunelle et Lordat expliquerait assez l'empressement des élèves.

Pourquoi l'école n'a-t-elle pas approprié à la cli-

nique un autre hôpital plus considérable que Saint-
Eloi? Il est vrai que l'*hôpital général* n'est autre
chose qu'un *hospice;* car on n'y reçoit point de maladies aiguës, et toutes les personnes qui y sont admises peuvent y rester jusqu'à la fin de leurs jours.
C'est donc un asile ouvert aux pauvres de tous les
âges : il y a des salles de travail pour occuper ceux
à qui les infirmités n'interdisent pas ce moyen de
procurer à l'hôpital l'allégement de ses charges, et
à eux-mêmes quelques légères ressources. Comme
cet établissement contient beaucoup de monde, ses
infirmeries pourraient devenir des salles de clinique.
Un professeur de l'école en est médecin en chef; et
depuis le temps qu'il visite des lieux où tout doit
respirer encore le souvenir de Sauvages, ne lui est-il
jamais venu dans la pensée d'imiter l'exemple de son
illustre prédécesseur?

Non loin de l'hôpital général, et dans un corps de
logis qui en dépendait autrefois, l'on a établi une
école d'accouchemens sur le modèle de la Maternité
de Paris. Cette école ne relève point de la faculté de
médecine; elle est composée de deux professeurs :
l'un fait des cours pour des étudians et les élèves
sages-femmes, l'autre est chargé de la visite journalière et de la pratique des accouchemens. Les
élèves des deux sexes assistent à cette visite, et sont
admis, à tour de rôle, à faire des accouchemens sous
les yeux du professeur ou de la sage-femme de la
maison. Cet établissement, qui manquait à l'instruc-

tion des élèves, est loin de la perfection de la Maternité de Paris, ou du *Lying-in-hospital* de Dublin. Les hôpitaux sont une de ces institutions dont les avantages diminuent beaucoup quand on en rapetisse l'échelle. Du reste, les salles de la Maternité de Montpellier ne sont pas dignes de celles de l'hôpital-général, et encore moins de celles de Saint-Eloi. Au lieu de lits de fer et de bons matelas, les femmes enceintes et même les accouchées n'ont qu'un misérable grabat supporté par des ais vermoulus et grossièrement assemblés.

Le cours d'accouchemens se fait dans un amphithéâtre voisin de la Maternité. A voir la foule qui se précipite pour y assister, on prendrait une haute opinion du mérite du professeur; mais, hélas! quelle triste célébrité! J'aimerais mieux, comme tel professeur du Ludovicée, débiter mes leçons devant les bancs d'un amphithéâtre, que de les voir couverts d'auditeurs, si, au lieu d'écrire sur leurs tablettes les vérités médicales que j'aurais à leur apprendre, ils devaient s'occuper de recueillir mes coqs-à-l'âne et mes quolibets.

Sciences accessoires à la Médecine.

La médecine a tant de rapport avec l'histoire naturelle, la physique et la chimie, que le médecin ne peut se dispenser d'être familiarisé avec leurs élémens. C'est une vérité que l'on a sentie partout ; mais sa mise en pratique est encore imparfaite dans les universités françaises. En effet, la chimie et la botanique sont les seules à l'enseignement desquelles on y ait consacré des chaires. Ce vice d'organisation est compensé par le voisinage de quelques autres institutions dépendantes de l'académie, sans appartenir aux écoles. A Montpellier, les sciences accessoires à la médecine sont principalement enseignées par le collége des pharmaciens et par les professeurs de la faculté des sciences. A l'école de pharmacie l'on démontre avec beaucoup de soin la pharmacie, la chimie et l'histoire naturelle des médicamens. Tous ces cours se font dans le laboratoire de chimie, l'unique salle qu'il possède. Mais ce laboratoire est très vaste, et bien mieux disposé que celui de l'école de médecine.

Le professeur de pharmacie paraît avoir vieilli dans l'enseignement, car il s'acquitte de ses devoirs avec une assurance et une méthode qui ne peuvent venir qu'après un long exercice. Si la précipitation est un défaut, on doit avouer que M. Rey a été bien favorisé de la nature : on ne saurait réunir à un plus haut degré le flegme et l'impassibilité. Qu'il faille développer un précepte ou déplier un paquet, lire les notes de son cours ou l'étiquette d'une fiole, il y procédera avec le même calme, avec le même sang-froid. Les paroles se succéderont dans sa bouche avec autant de lenteur que les mouvemens de sa main, quand elle braque un binocle ou tire des lunettes de leur étui de maroquin rouge.

Le cours d'histoire naturelle des médicamens se compose de la démonstration de toutes les substances employées en médecine. Comme le règne végétal en fournit la plus grande partie, il est indispensable que la botanique serve de base à cette démonstration. M. Pouzin fait donc marcher ensemble les leçons de botanique et l'histoire naturelle des substances médicinales, dans l'amphithéâtre et dans le jardin du collége de pharmacie. Pendant toute la durée de son cours, il fait, deux fois par semaine, des herborisations dans les environs de Montpellier. La justice des élèves est sévère, car, malgré son zèle, ils ne pardonnaient point à M. Pouzin de leur faire apprendre ses phrases par cœur, en relisant tous les ans les cahiers de l'année précédente. Il paraît que ce professeur s'épargne toujours le soin de varier ses expressions; car chaque fois qu'il prenait un échantillon pour le présenter aux élèves, on entendait un petit rire annonçant qu'on avait deviné d'avance la formule dont il allait l'accompagner.

Le cours de chimie se fait dans une saison brûlante et à l'heure de la plus grande chaleur ; pourtant la foule y est toujours si grande, que les portes
sont assiégées long-temps avant qu'elles s'ouvrent, et
que l'amphithéâtre est toujours trop petit pour recevoir tous les auditeurs. Quoique M. Figuier ne parle ni
avec élégance ni avec facilité, les élèves aiment ses
leçons, parce qu'il a une instruction solide, parce qu'il
se trouve au courant des découvertes journalières de
la chimie ; enfin, parce qu'il possède une adresse
merveilleuse pour faire les expériences. Quand on n'a
jamais assisté à des cours de chimie, on s'imagine
que, puisque c'est une science de calcul et de fait,
la théorie doit prévoir les résultats d'une manière cer-
taine. Cependant ces résultats sont tellement soumis
à des circonstances accessoires, qu'il faut un tact fort
exercé pour les obtenir toujours. Voilà quel est le
talent de M. Figuier. Ce talent n'est pas aussi commun
qu'on pourrait le croire ; et combien de fois n'avons-
nous pas vu un professeur de chimie présenter à son
auditoire un verre dans lequel il venait de mêler plusieurs réactifs, expliquer le changement de couleur
et de forme que le spectateur ne voyait point, et sur
l'arrivée desquels le professeur comptait avec tant
de confiance, qu'il déposait le verre avant de l'avoir
regardé ?

Mon lecteur va penser peut-être que je fais ici
allusion à quelqu'un de nos démonstrateurs de Londres ; mais non..... Cette remarque, je l'ai faite

en assistant au cours de chimie de la faculté des sciences de Montpellier. M. Anglada est tout l'opposé de M. Figuier. Celui-ci parle difficilement, et expérimente avec une rare facilité ; celui-là manque la plupart de ses expériences, mais ses leçons pourraient être imprimées sans qu'il fût besoin d'y changer un seul mot. C'est même une épreuve qui ne serait pas difficile, car il parle avec un ton si solennel et si pompeux, qu'un sténographe n'aurait pas de peine à écrire mot à mot toute sa prose poétique. Les deux professeurs ont cela de commun, qu'ils connaissent à fond la science qu'ils enseignent, et que leurs cours attirent une foule d'élèves hors de proportion avec la grandeur des amphithéâtres. Quand même l'auditoire serait moins nombreux aux leçons de M. Anglada qu'à celles de M. Figuier, la supériorité du mérite serait encore au premier, puisque les circonstances qui déterminent le choix des élèves ne sont pas égales pour tous deux. M. Figuier enseigne la chimie dans un laboratoire commode, il a des instrumens en bon état : au contraire, la faculté des sciences en est presque dépourvue ; et au lieu de laboratoire et d'amphithéâtre, on y fait les leçons dans une salle si mal appropriée, qu'elle pourrait remplir encore sa destination primitive (elle servait de chambre à coucher à Louis XIII) (1).

____

(1) M. Figuier est mort en emportant l'estime et les regrets

Du reste, à l'exception de l'emploi du charbon animal pour décolorer les liqueurs végétales, je ne crois pas que le souvenir d'aucune découverte importante se joigne au nom des chimistes de Montpellier. Je ne prétends pas insinuer qu'ils soient inférieurs en mérite aux chimistes de Paris, quoique je dise qu'ils ont moins de réputation. Je me suis expliqué ailleurs sur le désavantage qu'il y a pour les savans d'habiter les provinces de France ; et cependant, parmi les chimistes de la capitale, il n'en est aucun que les Français osent comparer à notre Davi.

La physique n'est pas enseignée dans l'école de médecine ; elle n'est même enseignée dans aucun des établissemens que l'on trouve à Montpellier ; car je n'ose pas donner le nom de cours à quelques démonstrations faites à la faculté des sciences par un professeur adjoint. Au lieu de faire de la physique l'objet d'un étude approfondie, il semble que les élèves la traitent comme un objet de pure curiosité, puisque le professeur, qui doit se conformer au goût de son auditoire, remplit sa leçon en faisant vingt expériences pour prouver la même loi, sans jamais écrire sur

de toutes les personnes qui l'avaient connu, ou qui avaient entendu parler de lui. Le jeune chimiste qui l'a remplacé au collége de pharmacie parle beaucoup mieux que son prédécesseur, et expérimente avec autant d'habileté.

(*Note du traducteur.*)

la planche noire les signes algébriques qui peuvent en représenter la formule.

Quoique la minéralogie ne soit pas d'une utilité directe à la médecine, le cours que M. de Serres fait à la faculté des sciences est assez régulièrement suivi. Je crois donner une haute idée des connaissances de ce professeur, en disant qu'il a étudié en Allemagne la branche d'histoire naturelle qu'il enseigne. Naturaliste aussi affable que savant, M. de Serres est rempli de zèle pour l'instruction des élèves ; il les accueille avec bonté ; et quand ils ont du goût pour la minéralogie, il encourage leurs efforts, dirige leurs études, et met à leur disposition les riches collections qu'il possède. Outre les leçons qu'il fait dans la salle de la faculté, il conduit souvent les élèves dans tous les environs de Montpellier qui méritent d'être observés pour la nature et la disposition du terrain, ou pour le gissement de quelques fossilles. Assis dans une chaire ou sur les basaltes de Montferrier, qu'il développe les lois de la géologie ou en montre l'application, M. de Serres a tellement su se défendre de la morgue du magistrat (1) et du pédantisme de maître, que les élèves l'entourent comme un ami, sans oublier le respect qu'ils doivent au professeur.

____

(1) M. de Serres est tout à la fois conseiller à la Cour royale de Montpellier, et professeur de la Faculté des sciences. Il remplit ces deux emplois avec autant de distinction que de zèle.

(Le traducteur.)

14

Paris.

L'on se persuadera sans peine que la zoologie est peu cultivée à Montpellier, quand j'aurai dit que cette ville n'a pas de cabinet d'histoire naturelle. La faculté des sciences possède quelques oiseaux mal empaillés, et que les vers dépouillent chaque jour de leurs plumes. La collection de coquilles n'est pas digne d'un simple amateur. Pour les quadrupèdes, les reptiles, les poissons, les insectes, etc., je n'en connais pas de collection publique. Avec tous ces inconvéniens, que peut être le cours d'anatomie comparée, fait par M. Provençal ? Ce professeur est obligé de se borner à la démonstration de l'anatomie humaine, et de se servir de quelques dessins quand il veut poursuivre la comparaison des organes chez les animaux de classes inférieures. Les élèves désireraient qu'il s'occupât un peu plus des généralités de la zoologie, et qu'il leur apprît en quoi un insecte diffère d'un mollusque, et celui-ci d'un poisson, au lieu de démontrer ce qu'ils ont déjà vu au cours d'anatomie de l'école et chez le professeur particulier. Cependant, comme M. Provençal possède une grande adresse pour exécuter les préparations délicates, son cours attire toujours un grand nombre d'auditeurs.

J'ai réservé la botanique pour la fin de ce chapitre, parce que c'est la seule branche des sciences accessoires à laquelle j'aie à donner des éloges sans restriction. Que Paris ne me vante plus la multitude de ses professeurs : M. Decandolle les a tous surpassés ; son génie a su triompher de tous les avantages que la capitale avait sur Montpellier pour l'enseignement de la botanique. Le jardin de Montpellier, quoique moins vaste que le *jardin des plantes*, possède autant d'espèces exotiques ; et pour les plantes indigènes, on sait que la position de Montpellier est unique au monde ; car Rondelet, Nissole, Magnol et Sauvages, appelaient jardin de Dieu le théâtre de leurs herborisations. La botanique embellit toujours l'éloquence des professeurs qui l'enseignent : l'éloquence de M. Decandolle a trouvé le moyen d'embellir encore la botanique. Il fait ses leçons dans l'amphithéâtre de l'école de médecine ou dans l'orangerie du jardin des plantes. Son exactitude à remplir ses devoirs mérite d'être citée pour exemple. Pendant toute la durée de son cours, il fait des herborisations si multipliées, que, depuis son séjour à Montpellier, il a ajouté à la Flore de cette ville un grand nombre d'espèces nouvelles : et pourtant, depuis plus de cinq siècles, la campagne avait été parcourue par tous les botanistes célèbres que Montpellier avait fournis.

Le nom de M. Decandolle est cité partout où il existe des savans. S'ils connaissent les Français du dix-neuvième siècle, ils doivent s'étonner qu'un homme de ce mérite ne soit pas professeur dans Paris; mais ils ne seront pas étonnés d'apprendre que l'on a payé d'ingratitude (1) des talens qui méritèrent à M. Decandolle des hommages de reconnaissance et d'admiration chez un peuple que la France accuse de juger les Français avec partialité.

------

(1) A la suite de dénonciations et de tracasseries de toute espèce, M. Decandolle a quitté l'école de médecine de Montpellier. Il est maintenant professeur de botanique à Genève. Pendant les deux ans que sa chaire est demeurée vacante, M. Dunal, l'un de ses élèves les plus distingués, s'est montré digne de lui succéder par les soins qu'il a donnés au jardin des plantes, et surtout par la manière dont il a fait les leçons de botanique. Si les motifs qui, dans le mode actuel de remplacement, décident du choix des candidats, étaient les mêmes que ceux d'après lesquels on adjugeait le prix dans les concours publics, M. Dunal aurait certainement été présenté, et nommé professeur de botanique en remplacement de M. Decandolle.

(*Le traducteur.*)

FIN.

TABLE.

—

FIN DE LA TABLE.